# 호모 임무누스,
# 면역 인류

KB078724

# HOMO IMMUNOUS

면역시대에 직면하다, 호모 사피엔스

# 호모 임무누스,
# 면역 인류

남승재 지음

좋은땅

# 시작하는 글

오늘날은 질병의 시대다. 인류는 온갖 질병을 경험하며 삶의 전환기를 맞이하고 있다. 현대 의학은 크게 도움이 되지 못한다. 특히 환원주의 의학으로는 오늘날의 질병 현상을 해결하지 못할 것으로 전망되고 있다.[1]

따라서 인류는 면역 인류를 지향한다. 자연이 생명을 품었고, 생명체는 자연 현상으로 살아간다. 인간은 건강할 수 있다는 희망으로, 자연치유력(natural hygiene)을 다시 생각한다. 기원전 히포크라테스가 말했던 자연치유력은 오늘날 현실이 되고 있다.

면역 인류는 자연치유력이 있는 인간을 의미한다. 자연이 창조한 물, 소금, 햇빛, 산소로 건강을 유지하고 지킬 수 있다. 과거 인류도 그랬고 현재 인류도 그렇게 해야 한다. 인간의 자연치유력은 건강을 지키는 항상성 프레임이다.

수많은 역사에서 건강과 음식은 뿌리가 같았다. 전통 의학은 기능 의학으로 역할을 하지만, 현대 의학은 그렇지 못하다. 기계적인 분석에 의존하지만, 100년 역사 의학으로 전문적인 형식을 띠지만, 의사는 전문 분야가 아니면 모르는 것이 현실이다.

의사는 질병 현상을 설명하지만, 원칙적으로 암의 원인도 파악하지 못한다. 지난 1971년 초 닉슨 대통령은 암과의 전쟁을 선포했지만, 이후 2001년 암과의 전쟁은 실패했다고 선언했다. 현대 의학을 믿고 있지만 진정한 대책이 있어야 한다.

현대 의학은 엄청난 성과를 거두었다고 하지만, 질병 현상은 그칠 줄 모르는 것이 현실이다. 전염병은 물론, 비전염성의 심장질환, 당뇨, 고혈압, 암, 퇴행성 질병은 가히 폭발적으로 증가하는 것이 오늘날의 실정이다.

2015년 세계보건기구에 따르면, 심혈관질환 사망자가 1,770만 명, 암 880만 명, 당뇨병 180만 명이었다. 질병에 대처했지만, 대응책이 되지 못했다. 현대 의학의 표준수술이나 약물치료로 건강할 수 없다는 것이 증명되었다.

이러한 현실에서 정확한 답이 있어야 하고, 대책이 필요하다는 인식이다. 다윈의 진화론에서 적응하면 살아남고, 적응하지 못하면 도태되었다.[2] 오늘날 질병이 만연하는 시대, 만성 질병을 어떻게 극복할 것인가. 살아남은 현대 인류는 질병에 덜 취약해야 할 것이 아닌가.

진화생물학자는 질병 현상을 유전자 변이로 설명한다. 생존과 번식의 균형 과정에서 그저 생길 수밖에 없다는 고육지책의 말이다. 이러한 현실을 외면하고 도피하는 발언이 당연시되면 안 된다.

그리고 2001년 인간 게놈 프로젝트가 완성되었다. 질병의 극복 차원에서 큰 기대를 모았지만, 결과는 유전 질환을 제외하고, 질병 극복에는 도움이 되지 못했다. 연구책임자인 유전학자 크레이그 벤터(Craig Venter) 박사는 인간 게놈의 유전자 결정론은 잘못이라고 솔직히 인정했다.

인간의 복잡함과 다양성은 유전자로 설명될 수 없고, 따라서 인체 환경이 중요하다고 인정했다. 질병은 잘못된 인체 환경에서 발생한다. 과거 인류의 건강은 자연의 혜택이었다. 현대 의학의 질병 치료도 한계에 그쳐, 치료의 진실은 자연치유력으로 치유되는 것이다.

현대 의학이 부정하지만, 인체의 자연치유력은 우수하다. 대증요법이 아닌 동양의학은 인체 기능을 정상적으로 인도한다. 그 역할은 자연과 대립이 아닌, 자연 그대로 생태이다.

동양의학은 자연 가치관에서 시작하기에 서양의학과 차이가 나타난다. 서양의학은 세균 병리학으로 원인을 인체 밖에서 찾는다. 물론 감기, 기관지염, 폐렴, 콜레라 질병은 서양 병리학이 유효하게 작용하고 있다.

그러나 질병 원인을 인체 밖에서 찾는 것은 기본적으로 잘못된 것이다. 과거 세균 병리학을 주도했던 루이 파스퇴르도 사망하기 전, 질병원인은 세균이 아니라 인체의 나쁜 환경이라고 솔직히 인정했다.

질병은 혈액 오염으로 인해 발생한다. 혈액이 깨끗하면 병원균이 침입해도 면역 반응으로 퇴치한다. 인체에서 혈액 오염은 잘못된 생활습관으로 발생한다. 잘못된 음식 습관, 비정상적 수면, 잘못된 생체리듬이 문제가 되고 있다.

질병에서 벗어나려는 정상적인 생활 의지와 노력이 필요하다. 인간은 자연치유력을 믿고, 자연 섭리로 살아간다면 건강할 수 있다. 자연치유력은 수백만 년 역사에서 검증을 거친 기능 의학이다.

면면히 이어 온 자연치유력과 인간 면역은 일치한다. 자연치유력은 의료 이상의 과학이다. 누구도 모방할 수 없는 영역이다. 따라서 면역 인류를 꿈꾸는 인간은 자연, 인체 그리고 습관 면역으로 나아가야 할 것이다.

# 차례

2부

# 인체 면역

## 6장 인체 환경

## 7장 인체 면역

## 8장 자율신경

## 9장 장내 미생물의 환경

## 10장 유전자의 환경

# 1부

## 자연 면역

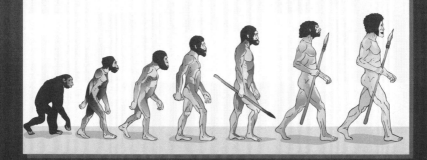

# 1장

# 자연과 면역

## 자연과 인체 면역

인류 역사는 자연 과학의 역사이다. 인간은 자연 본능에서 관습, 상식으로 나아가 과학과 의학이 되고 그 인식으로 살아간다. 이러한 사실이 인류 역사에서 진실이었지만, 질병 현상에서는 내용의 본질이 잘못되는 것도 오늘날의 현실이 되었다.

기원전 고대부터 시작 의학은 그리스 의사 히포크라테스(Hippocrates), 피타고라스, 아르키메데스는 건강과 질병 치료가 자연의 조화라고 했다. 음식으로 고치지 못하는 병은 약으로 고치지 못한다는 히포크라테스의 명언도 있다.

16세기 의과학자 파라켈수스(P. A. Paracelsus)는 모든 것은 독이며 독이 없는 것은 존재하지 않고, 독은 용량이 결정한다고 말했다. 당시의 치료 성과는 좋았지만, 파격적인 치료로 의학계에서 거부된 채 이단아로 몰렸다.

19세기의 자연치유력(Natural Hygiene)은 수술과 약물치료에 의문을 가지고 있는 선각자가 주창하였다. 1830년대 자연치료를 실천한 의사는 아이작 제닝스(Issac Tennings), 러셀 트레일(Russel Trail), 실베스터 그레이엄(Sylvester Graham)이다.

자연치유력의 역사는 간단하다. 질병에서 벗어나려면, 자연이 인류에게 선사한 음식을 먹고 생활하고 활동하는 것이다. 이 사실은 새로운 진실이 아니라 고대부터 이어 온 과거 사실이었다.

20세기에 들어 자연치유력은 존 틸덴(John H. Tilden), 허버트 셸턴(Herbert M. Shelton)에 의해 더 정립되어 체계화되었다. 오늘날 상업주의에 세뇌당하지 않고, 현대 의학의 기본 취지와 정반대의 개념으로 전개되어 다소 충격적이었다.

러셀 트레일은 올바른 진실은 언제나 어렵다고 토로했다.[1] 물론 수백 년 전부터 오늘날까지 어려웠던 것이 현실이었다. 인간은 기존의 자기 의견이나 아는 지식에 대하여 반박하는 태도를 보이곤 했다.

허버트 셸턴은 인류의 역사를 과거 질서와 투쟁하는 과정으로 설명하고 있다.[2] 오늘날 대표적으로 자연치유를 하는 앤드류 와일(Andrew Weil)은 하버드 의대를 졸업하고도 인디언 주술사를 찾아다니며 자연치유력에 몰두하고 있다.

의학 지식에 대한 이해나 질서에 대한 반박은 혁명을 통해서 가능하나, 새로운 발견을 한다 해도 쉽게 받아들이지 않는 것이 현실이다.

의학은 새로운 발견이 아니라 유구한 역사의 과학이다. 그러나 환원주의 사고의 100년 역사를 가진 현대 의학이 의도하는 영리 목적이 걸림돌이다. 현실을 왜곡하는 사실에서 진정한 의학의 본질이 망각이 되어 가고 있다.

호모 임무누스, 면역 인류

동양의학의 기초는 자연 사상으로, 인체 고유의 자율성 기능이 일치하는 개념이다. 인체와 영혼은 자율적으로 움직이므로 생활방식이나 사고방식이 한쪽으로 치우쳐 균형을 잃으면 질병이 된다.

인체의 교감신경 우위는 과도한 행동이 되고, 부교감신경 우위는 기력 저하의 스트레스로 질병에 노출되고 있다. 음양에 기초를 둔 동양의학 기조는 자율신경의 자연치유와 일맥상통한다.

인체의 자율신경, 즉 심신 측면에서 동양의학은 서양의학보다 상당히 합리적이다. 기계적인 검사, 과학적인 형식, 환원주의를 취하는 현대 의학은 질병의 근원도 이해하지 못하는 현실이다.

현대 의학은 질병이 발생한 후 치료를 목적으로 하는 의학이다. 질병이 되기 전 건강 상태는 관심이 없다. 그러나 예방 의학은 더 중요하다. 수술 목적의 현대 의학보다 동양의학은 질병 예방을 더 중요하게 판단한다.

따라서 질병 현상에서 자연치유력을 인식하면, 병원만을 믿고 받드는 치료 습관에서 벗어날 수 있다. 건강한 생활습관으로 지켜 온 자연치유력은 과거 인류 역사에서 이어져 오는 치료 과학이었다.


## 호르메시스, 자연치유력


지구생태계가 존재할 수 있는 것은 태양 에너지가 있기 때문이다. 태양 에너지는 지구 온도를 일정하게 유지한다. 그리고 지구의 표면 온도는 우주의 적외선 복사파로 이루어지고 있다.

태양이 없었다면, 에너지도 없었을 것이다. 별의 폭발로 원자가 발생하지 않았다면, 지구 생명체도 탄생하지 않았다. 지구 생물체는 태양, 지구, 식물, 음식으로 만드는 에너지 시스템, 즉 태양은 생명의 근원이었다.

자연방사능은 고유의 에너지다. 인체의 소화액은 유기물질을 분해한다. 그 에너지로 모든 물질은 전리 현상을 일으킨다. 원자에서 전자로 에너지를 방출하고, 방사선 전리로 세포 작용이나 줄기세포 자극으로 건강한 세포를 유지하고 있다.[1]

자연방사능은 탄소-14와 칼륨-40이다. 탄소-14는 대기권에서 생성된 중성자가 질소-14와 핵반응으로 생긴다. 대기에는 탄소-14가 일정한 양으로 존재하고 있다. 따라서 생명은 자연방사능을 흡수하는 순환 시스템이다.

다시마와 표고버섯은 칼륨-40의 자연방사능을 지닌다. 건다시마는 1킬로그램, 2000베크렐(becquerel)이 미토콘드리아 작용으로 에너지를 생산하고, 산소 작용으로 전체 세포를 움직이는 것이다.

베크렐 단위는 치료하는 광선의 방출량이다. 식품은 기준치 370Bq/kg를 적용하지만, 자연방사능의 기본 지식은 모른다. 염산은 피부에 닿으면 살을 태우지만, 위장의 소화액은 살균제로 작용한다. 약과 독은 적용되는 가치로 판단되고 있다.

700베크렐을 지닌 표고버섯은 버섯 가운데 최고로 평가받는다. 이유는 칼륨 K-40의 자연방사능이다. 특히 버섯의 성분 레티난(letinan)은 일본에서 항암제로 승인받아 널리 사용되고 있다.

호르메시스 작용은 자연방사능의 인식을 크게 변화시켰다.[2] 방사선

호모 임무누스, 면역 인류

은 약과 독의 성질을 가지고 있다. 원자의 핵분열로 원자 폭탄도 만들지만, 생활하는 전기 에너지도 만든다. 물질의 혜택으로 다양하게 사용되고 있다.

원자력 기술은 자연방사능으로 인간에 이롭게 작용한다. 자연방사능의 에너지를 인체에 이용하면, 호르메시스 작용으로 질병 예방이나 치료 효과를 볼 수 있다. 이것은 자연치유력을 가진 태양 에너지가 있기 때문이다.

생명체는 우주의 원리로 움직인다. 우주 에너지, 자연방사능은 인체 내 에너지를 만든다. 우주는 순환 시스템의 원리로 움직이는 자연방사능의 에너지로 생명체계를 이끌고 있다.

호르메시스(hormesis)는 자극한다는 의미가 있다. 미토콘드리아의 기능 이상은 질병이다. 자연방사능은 미토콘드리아를 자극하여 치료 효과를 나타낸다. 일본의 전력 중앙연구소와 오카야마 대학 공동 연구에서, 낮은 차원의 방사선은 활성산소 제거와 면역력 향상으로 림프구의 개선 효과가 나타났다.

1970년 미국 토머스 럭키는 우주비행사의 우주방사선 피폭 연구에서, 방사선의 면역 향상으로 노화 억제와 개선 효과를 발견했다. 호르메시스는 면역 기능의 향상, 세포 예정사, DNA 손상 회복, 활성산소 제거, 암 억제 유전자 활성화 기능이 있다.

자연방사능은 생활 주변에 많이 존재하고 있다. 성인은 4,000베크렐의 K-40을 보유하고 과일, 채소, 버섯을 섭취하면 일부를 소변으로 배출하고 있다. 세슘-137의 인공방사능도 K-40으로 소변을 피부에 바르기도 한다. 요뇨법도 자연치유력의 호르메시스와 관련이 있다.

칼륨(K)의 하루 섭취량은 4~5g이다. 바나나 1개에 들어 있는 칼륨은

0.4g으로 초당 12회의 자연방사능이 발생한다. 칼륨 K-40은 자연방사능으로 변환되지만, K-39는 자연에서 대부분을 차지하고 있다.

현대 의학은 자연방사능과 비타민 기능을 이해하고 있다. 의화학 시조인 스위스 의학자 파라셀수스가 독이 없는 약물은 존재하지 않는다고 설명했다. 따라서 약은 독으로 치료하고, 독은 과하지 않으면 도움이 된다.

소금은 염소와 나트륨으로 분해된다. 위의 염산도 위장의 뮤신 점액이 없다면, 위를 태우겠지만, 독이 되지 않는 이유가 염산 이온으로 분해되어 소화 기능으로써 유익하게 작용하기 때문이다.

따라서 인체는 자연치유력으로 기능하고 있다. 자연물은 약과 독이 되는 물질이지만, 건강과 질병 치료를 위해서 필요하다. 약과 독의 차이를 이용하는 호르메시스, 오늘날 치료의 새로운 패러다임이 되고 있다.

## 생명 에너지, 광합성과 호흡

태양은 자연 고유의 핵융합을 하고, 지구 생명은 그 에너지로 움직인다. 수소 폭발로 시작된 열과 빛은 지구생태계의 영원한 에너지원이다. 수소 원자핵의 융합 에너지가 지구 생명의 시작이었다.

빅뱅이 일어나 우주가 생성한 공간에는 수소밖에 없었다. 수소는 양전하의 양성자와 음전하를 띤 전자로 이루어져 가장 단순하다. 그리고 수소로 충만한 별은 탄소, 산소, 철과 같은 다양한 원자가 생성되었다.

생명 현상은 입자와 파동의 이중성이다. 수소는 융합할 수 있고, 열 발산으로 지구 생명체가 움직이고 있다. 인체도 효소 작용으로 수많은 일을 동시에 하고 있다. 이 생명 작용은 물질에 앞서 원자, 전자, 양성자로 이루어진 자연의 힘이다.

따라서 모든 생태계는 광합성과 호흡 에너지로 살아가는 것이다. 식물과 동물은 태양의 빛에 의존한다. 지구 생명체에서 식물은 빛으로 이산화탄소를 흡수하고 산소를 방출하여 에너지를 얻는 순환 시스템이다.

생물은 바다에서 시작되었다. 엽록소를 가진 식물은 빛 에너지를 화학 에너지로 바꾸는 광합성 작용을 한다. 식물, 조류, 시아노박테리아의 산소 발생은 지구의 역사에서 산소 대폭발이다. 그리고 산소를 발생시키는 광합성은 인간 호흡에서 건강과 직결되어 있다.

식물은 수소와 빛이 필요하다. 식물은 수소를 빛을 이용해 화학 에너지로 바꾸기 때문에, 이산화탄소와 수소로 유기물질을 만든다. 지구에 이산화탄소에 수소를 붙이는 루비스코(rubisco) 효소는 가장 많이 존재한다.

동물 호흡도 에너지의 생산 과정이다. 호흡연쇄에서 전자는 산화 환원 반응으로 작용한다. 전자가 흘러 수소 양성자를 세포막의 바깥으로 옮기고, 양성자의 기울기로 산소에 전달되어 에너지가 발생하는 것이다.

양성자의 양전하 기울기는 전기 성질과 농도 성질을 동시에 가지고 있다. 전기는 막에서 전위 차이, 농도는 양성자 차이 즉 산성도(pH)를 만든다. 전위 차이와 농도 차이는 에너지, 즉 ATP를 만드는 데 동력으로 작용하는 것이다.

1772년 프랑스 앙투안 라부아지에(Antoine-Laurent de Lavoisier)는 호흡을 증기기관의 동력처럼 산소 소비로 이산화탄소를 만드는 과정이라고 설명했다.[1] 따라서 호흡은 연소 현상으로 석탄이 타는 것과 성질이 비슷하다.

1965년, 리차드 파인만(Richard Feynman)은 생물 과정은 원자 충돌로 이해할 수 있다고 설명했다.[2] 원자 충돌은 모든 유기체의 생명 현상으로 효소가 생명 엔진으로 작용하는 힘이다.

산 자와 죽은 자의 구분도 효소로써 설명한다. 효소는 기질에서 전자를 옮기는 역할을 한다. 전자전달은 산화 작용으로 탄소 연소에서 발생하지만, 산화의 본질은 전자 이동으로 볼 수 있다.

따라서 태양이나 인체의 전자 작용은 에너지 생산이다. 인간은 호흡으로 산소를 이용하고, 이산화탄소를 배출한다. 식물은 이산화탄소와 물의 광합성 작용으로 에너지를 만든다. 이러한 유기적인 관계가 인류의 건강에서 중요하게 작용하고 있다.

## 죽지 않는 미생물

지구에는 아주 옛날부터 원시 미생물이 존재하고 있다. 죽지 않는 미생물은 인간의 혈액에도 존재하고 있다. 그리고 동물 혈액, 식물 혈액, 암석 등 모든 자연계에 존재하며 생명체로 살아가고 있다.

과학자가 이 미생물을 여러 방법으로 죽이려 했지만, 죽이지 못했다. 과학에서 흔히 말하는 극한 온도, 강산성, 강알칼리, 방사선 피폭, 다이아몬드 칼에 소마타이드는 상처도 없이 살아남았다.

1950년대 생물학자 가스통 나상(Gaston Naessen)은 인간의 혈액에서 죽지 않는 이 미생물을 발견했다.[1] 미생물을 처음 발견한 것은 아니었지만, 생물이 아닌 노폐물로 인식되었다. 그러나 나상은 배율 3만 배의 광학현미경을 발명하고, 노폐물이 아닌 미생물인 사실을 밝혔다.

이 미생물을 소마타이드(somatide)로 이름 붙이고, 생명과 질병 사이의 역할로써 비상한 관심을 가졌다. 그리고 이 미생물은 모든 생명체의 건강과 직결되어 있다는 사실을 처음으로 밝힌 것이다.

소마타이드는 16단계의 사이클 형태가 있다. 음(-)전하로 진동하고, 건강한 사람은 3단계까지만 변하고, 그 수가 많다. 그러나 면역력이 약하고 피로하게 되면, 사이클이 무너지면서 추가로 진행되어 질병이 발생한다.

사이클은 1~3단계 포자와 이중 포자, 4~5단계 박테리아, 6~12단계 곰팡이, 13단계 자낭, 14~15단계 균사체, 16단계는 섬유성 엽상체로 바뀐다. 이 변화는 류마티스, 다발성 경화증, 루푸스, 암, 에이즈 등의 질병 상태가 되고, 원인은 화학물질, 중금속, 방사선, 환경 호르몬에서 기인하고 있다.

따라서 나상은 소마타이드의 사이클을 정상화하면 면역력을 향상시킬 것으로 판단했다. 그리고 이 특성을 이용하여 암을 비롯한 여러 질병에 효과가 있는 면역강화제 714X를 개발했다.

714X는 장뇌를 원료로 림프계를 통하여 순환한다. 근육과 정맥이 아닌 림프에 주사하는 방식이 특이하지만, 치료율은 75%에 이르렀다. 특

히 에이즈 환자도 효과가 탁월했다. 2003년 의사들에게 2만여 개가 공급되었고, 환자 4천여 명이 혜택을 보았다.

중요한 것은, 소마타이드 없이 생명은 존재할 수 없다는 점이다. 그리고 생물체가 죽어도 소마타이드는 죽지 않고 살아남는다. 600만 년 전, 신생대 화석에도 소마타이드가 발견되었다.

2004년 후쿠무라 이치로와 무나카타 히사오는 《고대 생명체, 소마타이드 수수께끼》에서 소마타이드는 가장 오래된 원시 생물로, 수소를 에너지원으로 사용한다고 설명했다. 죽지 않으며 환경에 따라 변하고, 휴면 상태로 수억 년을 살아가고 있다. 특히 인간 면역력은 소마타이드와 연관이 있다고 강조했다.

혈액에서 소마타이드를 발견한 일본의 우시야마 아쓰오 박사는 소마타이드를 배양하여 SIC 약을 개발하고, 많은 임상에서 치료 효과를 보았다. 그러나 현대 의학의 반대로 나상처럼 의료계에서 배척되었다.

2005년 일본 소마타이드학회가 설립되고, 건강을 찾는 생명체 연구는 계속되고 있다. 특히 장관 조혈설의 치시마 학설을 주장한 치시마 기쿠오 박사는 적혈구 변화가 질병 치료에서 핵심이라고 설명했다.[2] 질병 치유도 이상 세포가 정상 세포로 돌아가는 가역성으로 설명했다. 이것이 소마타이드의 역할이라고 강조했다.

소마타이드 이론은 부정적인 생각을 하면 질병이 생기지만, 기쁨과 감사를 하는 긍정적 생각은 잘못된 사이클을 정상화한다. 따라서 긍정적인 생각으로 소마타이드가 변화되면, 질병이 낫는 원리가 자연치유력이다. 이것은 인체 고유의 능력이다.

# 인체, 상온 핵융합 에너지

과학계의 일반 원칙(the general principle)은 원소 불변의 법칙이다. 그러나 인체는 상온 핵융합으로 원소를 변화시켜 에너지를 만든다. 이것은 엄연한 진실이지만, 현대 과학은 인정하지 않고 있다.

18세기 위대한 과학자, 라부아지에(Lavoisier)는 현대 화학의 아버지다. 물질은 원자로 이루어진 작은 입자이다. 자연 불변의 원칙으로 원소를 창조할 수 없고, 분자(molecule)는 분리해도 변하지 않는다. 그러나 이 원칙은 잘못된 것으로, 반박되거나 논쟁할 수 없는 과학의 기초를 이루고 있다.

19~20세기, 기초 과학의 잘못된 법칙을 지적했던 과학자가 있다. 프랑스 이론 물리학자이며 양자물리학 이론으로 노벨상 수상자 더 브로글리(L. de Broglie)는 이 현상을 정식으로 반박했다.

처음에는 원소 불변의 법칙은 논쟁 대상이 되지 못했다. 그런 후 20세기 처음으로 모순이 인정되었다. 물질이 자연 방사성으로 다른 물질로 변환되었기 때문이다. 이는 중세 연금술사가 가졌던 생각과 거의 비슷하다.

18세기와 19세기 당시에 엄청난 조롱거리였다. 하지만 마리 퀴리(Marie Curie)가 발견한 라듐(Radium) 원자는 방사성을 띠지 않고 납(lead)으로 변형되었고, 물질은 보이지 않는 특성이 있다.

화학은 핵물리학으로 설명하지 못했고, 화학 법칙도 적용되지 않았다. 화학자와 생화학자의 오류는, 과학으로 입증하지 못하는 확신이었다. 화학 법칙은 적용할 수 없는 분야에도 억지로 적용되었다. 그러나 예견하지 못한 생물학적 형질 변환 현상이 나타났다.

인체의 생물학적 변환은 일상적으로 일어난다. 인체에는 정상 온도에서 단백질은 가수분해가 된다. 이 현상을 실험에서 재현하려면 온도 120도와 농축된 산성 매개물 등 여러 가지 조건이 필요하다.

그러나 효소(enzymes)는 상온과 저온에서 작용한다. 그 메커니즘을 정확히 이해하지 못했지만, 인체의 생물학적 형질 변환 현상은 루이 케브랑(L. C. Kervran) 이론이다.[1]

닭은 칼슘을 섭취하지 않으면, 4~5일 지나 껍질이 물렁물렁한 달걀을 낳는다. 그러나 다시 칼륨이 되는 귀리를 먹으면, 껍질은 다시 단단해진다. 귀리의 칼륨이 양성자와 결합하여 칼슘으로 변하는 것이다.

산화와 환원 반응은 화학 반응이다. 원자핵 주변의 전자 고리(hooking)보다 높은 차원으로, 전자를 주고받고, 질산칼륨은 칼슘에서 생성된다. 칼륨은 칼슘 수소를 제거, 즉 칼슘 - 수소 = 칼륨($40Ca - 1H = 39K$)이 된다.

칼륨은 두 가지 기원이 있다. 나트륨(Na) + 산소(O) = K, 칼슘(Ca) - 수소(H) = K의 생물학적인 형질 변환 현상이다. 원자핵의 전자 반응은 항상 수소와 산소가 수반되고 전자를 주고받을 수 있다.

이 사실에도 불구하고 케브랑 이론은 신빙성이 낮다는 비판을 받았다. 따라서 1963년 일본의 응용미생물학 교수 고마키 히사지 박사가 닫힌계 조건을 밝히려고 미생물로 실험했다. 이스트, 박테리아 등 30여 종의 미생물로 실험한 결과, 실제로 원소의 형질 변환이 일어났다.

칼륨 없는 배양액에서 질소와 산소로 인이 생성되었다. 그리고 미생물에서 나트륨이 칼륨과 마그네슘으로, 칼륨이 칼슘으로, 망간이 철로 변환되는 것을 증명했다. 특히 인이 없는 배지에서 인의 증가 현상도 나타났다.

　　　　　　　　　　　호모 임무누스, 면역 인류

1978년 미국 육군 재료연구소 골드파인(S. Goldfein)의 보고서에 K39 + H1 → Ca40의 실험 결과가 실려 있다.[2] 그는 켈브랑과 고마키 실험에서, 금속 이온이 있는 마그네슘 아데노신삼인산(Mg-ATP)은 엽록소에서 원소의 형질 변환이 일어난다고 판단했다.

따라서 분자들의 층층이 쌓인 진동으로 전류가 발생하고, 분자는 수소이온이 가속되어 빛 속도의 원소 변환이 일어난다. 골드파인은 생체의 원소 변환은 햇빛으로, 미생물은 나노 핵 반응로(natural micro reactor) 작용이라고 설명했다.

인체에서 산소가 풍부하면, 칼륨도 풍부해지고 신진대사도 활발해진다. 체내 칼륨의 생성은 산소 접촉, Na + O = K 반응이다. 식물 뿌리에서 적은 양의 산소로 칼륨 함량이 증가했고, 칼륨은 호흡 또는 산소와 관련이 있다.

사람은 사막에서 햇볕에 많이 노출되면, 더 많은 소금을 섭취한다. 그러나 소금은 모두 나트륨으로 배출되지 않는다. 땀은 하루에 평균 4리터 증발하고, 불균형이 심하면 높은 체온으로 사망할 수도 있다. 열은 오직 땀을 통해 배출되기 때문이다.

그러나 인체는 소금의 나트륨이 칼륨으로 형질 변환되어 열을 흡수한다. 따라서 인간은 본능적으로 소금을 더 섭취하게 되는 것이다. 아프리카나 중동의 열대 지방에서 소금이 중요한 이유도 흡열 반응을 하기 때문이다.

인체의 원소 형질 변환은 생존을 위한 환경 변화에서 자연선택이었다. 진화 과정에서 나타난 자연계 현상, 인체가 스스로 필요의 목적에서 이룬 형질 변환을 이해할 필요가 있다.

## 의학의 진정한 자세

자연은 보이는 현상 그대로 기초를 이루고 있다. 그러나 물질은 자유 의지를 표현하고 있다. 세포에서 분자, 분자에서 원자, 다시 입자로 이어지는 생명 현상은 자연 성질이다. 따라서 현대 의학은 자연이 만드는 치유력의 인체 과학을 이해하지 못한다.

양자물리학은 원자 이하의 미세한 움직임으로 너무 복잡해 예측은 거의 불가능하다. 특히 원자와 아원자 입자가 얼마나 움직이는지, 무슨 목적이 있는지 알 수 없다. 그 이유도 물질이 자유 의지를 지니고 있기 때문이다.[1]

과학에서 세포와 바이러스, 그리고 물질 입자는 의식이나 욕망으로 표현하지 못한다. 그러나 일어나고 있는 미세한 능력은 행동과 작인 형식으로 판단할 수 있다. 작인은 물질이 나타내는 행위로 표현한다.

기초가 되는 부분 그리고 전체 속성으로 의식하는 존재는 아니지만, 작인으로 표현되고 있다.[2] 작인은 행동 능력, 결정하는 행동, 무작위가 아닌 독특한 방식으로 전개하는 능력이기 때문이다.

과학자들은 언제나 자연에서 나타나는 작인 현상을 무시한다. 예로 번개는 우주 작용이 아니라 전하일 뿐이다. 아메바는 움직이는 것이 아니라 주변 환경에 따라 화학 주성으로 반응하는 식이라고 설명한다.

과거 과학에서 예측 불가능할 때, 통제하려고 노력했다. 하지만 작인은 신, 인간, 고등 동물에 집중되는 현상이 아니다. 전 우주에 걸쳐 있는 아주 작은 미세한 것까지 발생하며 나타나는 현상이다.

작인 현상을 과학적 논리로 귀속해서 안 된다. 수동적이고 비활성적

호모 임무누스, 면역 인류

메커니즘으로 설명해서 더욱 안 된다. 인류가 자연 현상을 죽음과 살아 있는 것, 2분법으로 설명하는 것도 용인할 수 없다.

20세기 과학자들은 세포 이하의 생명은 생명이 없던 것으로 판단하고 설명해 왔다. 분자는 세포보다 다루기가 쉽고, 예측이 가능하기에 그렇게 했을 것이다. 분자생물학은 기본적으로 암이나 자가 면역질환의 원인을 설명하지 못하면 불가사의로 설명을 했다.

특히 환원주의 과학은 불가능한 현상을 불가사의로 설명한다. 생명의식(consciousness)도 불가사의 특징으로 부여에 주저하지 않는다. 특히 불가사의로 설명하고 동의하는 것이 어쩌면 자연스러운 일이 되었다.

인간은 생각하는 지성과 복잡성으로 운명을 다르게 표현한다. 그러나 단순히 인간은 생각하지 못하는 조그만 벌에 쏘여 죽을 수도 있다. 인체에서 나타나는 면역세포 작인으로 다르게 나타나거나 결정되기 때문이다.

메치니코프는 면역 현상에서 그 어떤 과학자보다 자연 면역의 중요성을 강조했다. 세포의 자율성과 복잡계의 조화에서 갈등 요인, 즉 세포의 공간, 먹이, 산소의 이용에서 문제 발생은 질병으로 나타난다고 설명했다.

현대 의학은 세포 습관이나 면역세포의 갈등이 어느 정도 질병에 영향을 미칠 수 있다고 설명한다. 이것은 통제하지 못하는 질병 현상으로, 불가피한 현실로 미리 막을 수 없다고 덧붙여 설명한다.

의학적, 기술적 한계는 인정하지 않지만, 여러 가지 변수는 자유 의지의 반영으로 일어나는 것이다. 즉 인체가 이루는 세포의 상호 작용은 복잡한 경로로서 실제로 존재하는 것이다.[3]

이것은 세포의 기본 기능이다. 인체 내의 세포 작용이나 물질대사의

경이함을 작거나 미천하게 치부하는 것도 왜곡된 현대 의학의 본질이다. 따라서 오늘날 인류는 건강 유지의 측면에서, 의학에 대한 새로운 시각을 가질 필요성이 있다.

과학은 눈에 보이지 않는 자연 존재의 자연치유력이 있다. 현대 의학은 환원주의 사고방식, 즉 이해하지 못하는 인체의 자율 메커니즘에 도움받는 환상을 버려야 한다. 인체 메커니즘, 자연치유력을 이해하고 그 현상을 바르게 직시하는 태도가 필요하다.

# 2장

# 물 면역

## 생명의 기원, 물

물방울에서 화학 반응이 일어났다. 초미세 물이 세포 작용을 한다. 지름 0.001밀리미터, 1마이크로 밀리미터 물에서 생물 현상이 일어났다. 에너지도 효소도 없이, 물방울에서 생화학 반응이 일어나고, 인산화 반응이 일어났다. RNA의 염기 구성도 가능했다.[1]

2017년 초미세 물방울에서 세포 작용, 즉 자연에서 인산화가 이루어졌다. 인(P)은 DNA와 RNA 골격을 이루고, 에너지 생성과 신호전달에 꼭 필요하다. 당과 인산은 물에서 반응이 없지만, 모세관으로 분사하면 초미세 물방울에서 인산화 반응이 일어나 생명 현상이 나타났다.

물은 생명의 기원이다. 38억~40억 년 전, 유전물질이 비생명의 물방울에서 생겨났다. 최근 1기압의 상온에서 인산, 당, 염기를 섞은 초미세 물방울에서 생화학 반응이 일어났다. RNA의 성분, 염기와 당의 결합 리보뉴클레오타이드 4종이 모두 만들어졌다.

최근 염기가 붙은 RNA까지 물방울에서 형성되는지 궁금했다. 태고의 지구에서 구름, 안개의 흔한 초미세 방울에 특정 성분이 모여 RNA가 만들어진다. 생명의 기원에서 물의 역할 가설은 사실이었다.

물방울 효과는 왜 생기는가. 세포 내 분자의 반응을 없애고, 물방울 분사 실험을 했다. 마이크로 물방울의 반응은 수천 배나 빠르게 일어난다. 물을 쪼갠 초미세 물방울에서 생화학 반응을 하는 미세 증폭은 양자결맞음 현상이다. 양자생물학으로 아직 물방울 효과의 작용을 밝히진 못했다.

비커의 물 1리터의 표면적은 1㎡도 되지 않는다. 그러나 물이 마이크로미터 물방울이 되면, 표면적은 축구장 절반 크기의 3,000㎡가 된다. 물과 산소 접촉은 비커 물보다 수천 배나 빨라졌다. 또한, 물방울 표면의 전기장은 여러 요인으로 촉매 작용을 했다.

마이크로 물방울은 생체분자의 독특한 움직임이다. 물방울을 현미경으로 컴퓨터에 띄우면, 형광 분자의 혈장 단백질이 물방울에서 표면쪽으로 쏠린 자리가 빛났다. 물방울이 작아지면 표면 안팎에 전기장 현상이 나타났다.

물방울 구조를 생물학적으로 물방울 내 생체분자의 행동 특성으로 관찰할 수 있다. 생로병사에서 핵심 역할을 하는 세포도 작은 물방울, 세포 크기도 마이크로 물방울과 비슷한 환경이다.

세포는 물로 이루어져 있다. 실험하는 물방울도 세포의 모형이다. 따라서 물방울 연구가 노화와 죽음, 생명 현상을 이해하고 새로운 통찰력을 안겨 줄 수 있다. 세포의 생화학적인 반응은 비생명의 물방울에서 일어나는 것은 생각할 수 없다.

따라서 세포에서 생명과 비생명의 경계는 무엇인가는 근본적인 문제를 제기한다. 그동안 노화와 죽음을 유전자 문제로 검토해 왔지만, 유전자 관계없이 생명 현상은 일어나는 것이다.

물방울 실험은 미국 〈국립과학원회보(PNAS)〉에 실렸다. 2009년부터 생체 화학 반응을 물방울 현상으로 실험하고 있다. 효소나 에너지 없이 물에서 일어나는 생명 현상, 생명 경계, 생명 기원의 연구는 의미가 남다를 것이다.

## 물, 자연치유

생명은 자연 현상이다. 인간도 건강을 유지하려면 자연을 품어야 한다. 생명은 자연과 물의 조화로 이룬 자연의 산물이다. 생명체는 물 없이 살 수 없고, 물은 생명의 모태가 되었다. 철학의 시조 탈레스(Thales)는 만물의 근원은 물이라고 정의했다.

따라서 인류의 역사는 물의 역사이다. 인체는 75% 물과 25% 염분으로 구성되어 있다. 뇌는 85% 물로 구성되어, 탈수 현상에 극도로 민감하다.[1] 인체는 물 6%가 부족하면 조절이 안 되고, 10% 위험, 20% 감소하면 목숨을 잃는다.[2]

지구 생명은 약 38억 년 전, 바다에서 태어났다. 어머니 양수는 바닷물과 같다. 태아는 양수에서 태반으로 산소, 영양분, 췌장 호르몬으로 생명을 시작한다. 양수와 해수의 구성은 일치하고, 오늘날까지 변하지 않았다.

인체 보호와 방어 역할은 물의 능력이다. 따라서 물을 습관적으로 마시는 것은 무엇보다 중요하다. 인체는 물의 순환, 혈액 조절의 시스템이다. 물은 생리 조절에서 공급 우선으로, 뇌는 물의 절대 우선권을 지닌다.

인체는 물로 채워지고, 세포 안과 밖은 물로 구성되어 있다. 세포 안은 호르몬 분비와 산소 이용으로 에너지를 만들고, 세포 밖의 물은 산소, 영양분을 운반하며 노폐물을 배출하고 있다.

인체는 하루 물 2.5리터를 배출한다. 소변과 대변으로 1.5리터, 호흡 0.5리터, 피부 증발 0.5리터를 배출하고 있다. 매일 물 2리터를 마시고, 음식으로 0.5리터를 섭취한다. 물의 보충과 배출 과정은 인체의 항상성이다.

물은 너무 흔하다. 따라서 인간은 물의 중요성을 인식하지 못한다. 인체는 물에 의존하지만, 물의 저장 시스템이 없다. 탈수의 기능은 화학 작용 상실로 다음 세대까지 전달된다. 탈수 현상은 감지 기능 상실의 유전으로 흉통, 천식, 알레르기 증상이 나타난다.

따라서 인체의 물 순환 시스템은 매우 중요하다. 물의 기능으로 자신과 후손을 질병에서 보호할 수 있다. 즉 탈수의 질병 현상을 깨닫게 되면, 치료는 단순하다. 물은 건강 원천으로 탈수가 질병이기 때문이다.

인체는 단백질로 기능하고 유지된다. DNA 유전자는 단백질 만드는 설계도이다. DNA가 중요한 것도 효소와 단백질이 혈액으로 세포에 전달되고 있다. 혈액의 점성이 낮아지면 기능도 효율적이다. 단백질과 효소 확산도 물을 전제로 한다.

따라서 혈액이 끈적끈적하면, 세포의 효소 시스템이 효율적으로 작용을 하지 못하고 감각 상실로 기능 장애를 일으킨다. 시각, 청각, 촉각, 주의력 부족도 수분과 관련이 있다. 갈증으로 목마를 때까지 기다리는 것은 신경전달물질의 필수 아미노산을 잃는 원인이 된다. 수분이 충족하면, 단백질과 효소의 작용 효율성은 강화된다.

그러나 현대 의학에서 물을 영양소로 언급하지 않는다. 영리 목적의 표준의학은 수술, 약물, 방사선만 언급한다. 물이 중요한 영양소라는 근거는 가수분해, 효소 기능, 미네랄, 그리고 호르몬 작용이다.

인체의 탈수 현상은 일반적이고 흔히 나타난다. 쥐가 나고, 눈이 씰룩거리고, 팔다리가 저리는 증상이다. 탈수 장소는 세포내액, 세포외액, 혈관계에서 발생하므로 혈관의 수분 손실은 모세혈관의 순환 장애를 초래하여 질병을 일으킨다.

인간은 자연생태계에서 중요한 물의 기능을 이해해야 한다. 의학은 신장의 수분 배출과 재흡수의 중요성을 언급하지만, 질병이 되는 탈수 현상은 외면한다. 물은 인체 대사, 기능, 조절 등 모든 기능에 관여하고 있다.

## 인체, 물의 기능

인체는 수많은 물질로 구성되어 있다. 물과 산소는 인체 내에서 계속하여 순환한다. 자연계에 존재하는 모든 물질은 원자, 그리고 그 원자는 음전하 전자, 양전하 양성자, 전하를 띠지 않는 중성자로 구성되어 있다.

원자는 전자와 양성자 수가 같아 중성이지만, 전자는 민감하여 공여자와 수용체가 된다. 물체가 전하를 띠면 전기 현상이 일어나고, 전기가 머물면 정전기가 쌓여 질병이 발생하는 것이다.[1]

인체는 전기가 흐르는 도체이다. 세포에 산소와 영양을 운반하는 적혈구는 혈관, 혈소판, 백혈구, 단백질, 미네랄과 부딪치며 정전기가 발생한다. 한계치에 도달하면, 세포 손상 특히 유전자 손상은 질병으로 나타나기 때문에 물은 저항 없이 흘러야 한다.

혈관은 적혈구 표면의 음전하로 서로 반발하며 흐른다. 하지만 적혈구 표면의 균형이 깨지면, 음전하와 양전하가 대전하며 끌어당겨 끈적끈적한 혈액이 된다. 그러나 정전기가 발생하지만, 적절한 균형으로 유지가 된다.

물의 생명 기능은 세포, 조직, 체액에서 이루어지고 있다. 물이 부족하면 침도 마르고, 면역도 힘들고, 구강 표면에 혀가 말라붙어 말을 하지 못한다. 특히 위산의 합성 부족으로 소화도 힘들어진다.

인체는 혈액으로 영양소를 운반하고 있다. 음식 영양물은 물의 가수분해에 의존하고 있다. 에너지는 음식 영양소로 만들어지지만, 배분은 물을 통해 이루어진다. 따라서 물은 영양소의 소화, 흡수, 배설까지 전체 과정에 관여하고 있다.

인체는 영양물의 가수분해에서 생기는 노폐물, 즉 질소, 요소, 암모니아를 희석하여 배출해야 한다. 물을 통하여 독소는 장, 신장, 폐, 피부로 운반되고 배출하도록 돕는 구조이다.

특히 물은 인체의 온도 조절 역할을 한다. 수분 불균형은 질병이 되는 만큼, 건강에서 매우 중요하게 작용한다. 인체는 평균 36.5도를 유지하지만, 수분 부족으로 체온 저하는 생명이 위급할 수 있다. 땀을 중

발시키고 피부를 식혀 체온을 유지해야 한다.[2]

물은 온도에 따라 기체, 액체, 고체 형태가 바뀐다. 물의 화학 반응은 온도에 따라 반응속도가 다르고, 에너지 생성과 소비를 결정하는 요인으로 생명 활동에서 그 무엇보다 중요하게 작용한다.

그리고 물은 윤활유 기능을 한다. 이 기능이 약해지면, 정상 작동이 불가능하므로 뼈와 근육 기능이 마비될 수도 있다. 인체 기관은 체액의 바다에서 정상적으로 기능하는 것이다.

따라서 인체 기능에서 물의 역할은 생명 유지를 위해 필수적이다. 인체는 하루 2~3리터 이상 물을 배출하므로, 보충하는 물의 양과 질은 건강으로 직결된다는 사실을 인식해야 한다.

## 물, 처방하지 않는 약물

물은 생명의 물질대사에서 중심이다. 물은 모든 생물의 근원 물질이다. 물은 물질대사로 통증을 진정시키는 최고의 약물이다. 따라서 물은 질병 치료와 질병 예방에서 가장 중요하게 작용하고 있다.

따라서 물은 의사가 처방하지 않는 약물이다. 위험도 없고 부작용도 없어 마음대로 먹고도 비용이 들지 않는다. 옛날부터 사용되어 오는 필요불가결한 물질이다. 특히 스트레스를 받았을 때, 물을 먹으면 진정 작용이 있다.

현대인은 음료수를 물처럼 마시고 있다. 음료수는 물로 만들고 갈증을 해소하지만, 의사도 기능성 음료수를 권장하고 있다. 그러나 인체에 필요한 물은 커피, 차, 알코올, 탄산음료가 아닌 순수한 물이다. 따라서 물을 대신할 수 있는 물질은 지구상 어디에서도 없다.

인체의 최적 기능을 위해서는 하루 2.5리터 이상의 물을 마셔야 한다. 인체는 물을 순환하여 에너지를 만들기에 걸러서는 안 된다. 건강 유지를 위한 물의 섭취는 습관적으로 요구되고 있다. 항상 음식을 먹기 1시간 전에 마시면 좋다.

물은 소화 기능과 생체리듬에 도움을 준다. 식후에도 일정 시간 후 먹어야 한다. 음식 소화에 쓰였던 탈수를 보충해야 한다. 운동하기 전 물을 마시면, 땀의 배출이 원활해진다. 일어나 물을 마시면 수면 중 증발했던 수분을 보충한다.

음료는 인체에 좋지 못한 여러 물질이 많이 들어 있다. 커피, 차, 탄산음료는 카페인이 많다. 카페인은 탈수 작용을 일으키고 멜라토닌 분비를 억제하여 각성과 수면을 방해한다.[1] 특히 카페인은 생체 내 일주기 리듬을 지연시킨다. 만성적 음용은 아데노신 수용체와 AMP 의존 메커니즘의 일주기 연장으로 멜라토닌의 억제 작용을 한다.

아스파탐의 탄산음료는 설탕보다 위험하다. 설탕을 대체하는 인공감미료는 뇌세포를 기만하고 더 먹게 만드는 원인이다. 미국 과학진흥협회(AAAS)는 저칼로리 인공감미료가 대사 활동 방해와 지방의 축적을 촉진한다고 발표했다. 인공감미료는 비만, 당뇨, 전 당뇨 환자에게 특히 해롭다.[2]

미국의 로버트(H. J. Roberts)는 그의 저서 《아스파탐 질병, 무시되는 전염병》에서, 세계 인구 2/3 이상이 아스파탐의 첨가물과 감미료의 부작용을 경험하고 있다고 강조한다. 그는 감미료에 대한 최고의 전문가다.[3] 2002년 의사와 환자를 위한 저널에서, 아스파탐이 만든 신경에 미친 영향으로 120명 중 43%가 두통, 31%가 현기증, 비틀거림, 기억상실, 혼동, 졸음, 간질, 어눌한 말투, 불규칙 통증을 나타냈다. 미국 FDA도 음식과 관련하여 이상 반응의 75%가 아스파탐과 관련된다고 강조했다.

물은 모틸린, 세로토닌, 아드레날린의 엔도르핀 분비를 도와 포만 효과를 나타낸다.[4] 따라서 음주 중독자는 알코올의 뇌 자극 탈수와 엔도르핀으로 중독이 된다. 그러나 물을 습관적으로 마시게 되면, 알코올 의존을 낮추어 음주 중독을 끊을 수 있다.

인체는 물 부족의 신호를 보낸다. 가슴이 답답하게 느끼는 소화 부족은 관절염, 요통, 편두통, 다리 통증을 일으킨다. 그리고 고혈압, 당뇨병, 알츠하이머, 다발 경화증, 근육 영양실조와 연관이 있다.

따라서 만성 탈수는 위험하여 여러 증상과 퇴행성 질환으로 발전시킨다. 만성적인 증후군은 의사와 약사가 치료하지 못하는 자가 면역질환이다. 물로 긴장을 낮추고, 만성 탈수를 극복해야 고쳐야 한다.

인간이 겪는 만성 질병은 물로 고칠 수 있다.[5] 뱃맨겔리지(F. Batmanghelidj) 박사는 물, 소금, 운동, 미네랄의 균형을 강조했다. 그리고 물을 처방하지 않는 약물로 인식시키고 있다.

## 좋은 물의 의미

물은 기억을 한다. 1984년 자크 방베니스트(Jacques Benveniste) 박사는 실험하면서 백혈구의 이상한 현상을 경험했다. 물에 항원을 넣었다가 뺐는데, 백혈구가 이상한 반응을 했다. 물에는 항원이 전혀 없었지만, 항원 항체의 반응이 일어났다.

방베니스트 박사는 착오라고 생각했으나 반복하여 실시한 결과, 사실이었다. 4년간 이러한 현상을 연구했다. 그리고 논문을 네이처(Nature)에 보내지만, 통과되지 않았다. 네이처는 논문 게재의 조건으로 재현 실험을 요구했다.

방베니스트 박사가 프랑스, 이스라엘, 캐나다 연구소와 같이 검증했고, 모두 재현되었다. 그 결과는 1988년 네이처에 발표되었다.[1] 물의 기억이다. 그러나 이례적으로 편집자 주석이 붙었다. 편집자가 결과를 확인해야 한다는 내용이었다.

논문은 발표되었고, 4일 지난 뒤 네이처 조사팀은 5일간 일곱 차례의 실험을 했다. 그리고 실험은 성공적이었다. 그러나 조사팀은 면역학자나 숙련자가 아닌 사람으로 방법 변경을 요구했다. 그리고 이후 수행되었던 세 차례의 실험은 실패로 끝났다. 실험 관계자는 반발했지만, 사태는 심각했고 수많은 비난을 받았다. 당시 방베니스트는 노벨상 후보였지만, 연구 지원금도 끊기고 직장을 그만두어야 하는 현실이 되었다.

보고서 저자 중 일부가 동종요법을 하는 관계자에게서 연구비를 지원받았다는 의혹이 제기되었다. 그리고 음모를 암시하는 배경으로 물

호모 임무누스, 면역 인류

기억의 사실에서, 그 발견은 오랜 역사가 있다.

물이 기억하면, 호르몬과 DNA를 대신할 수 있다. 과학계는 이 현상에 의문을 제시했고, 물이 무엇을 기억하는가. 기억하는 대상은 무엇인가. 이에 대한 답변은 물질의 파동이라고 설명을 했다. 파동은 물질이 없어진 상태에서 여전히 작용했다.

뱃맨겔리지 박사의 '의학적이고 획기적인 발견 방법은 무엇입니까'라는 질문에, 플레밍(A. Fleming) 박사는 '필요는 목적'이라는 답변을 했다. 연세대학교 김현원 교수는 이 사실에 고무되어 실험을 결심하게 되었다.

1992년 김 교수의 딸은 뇌종양으로 뇌하수체 제거 수술을 받았다. 그리고 매일 성장호르몬 주사를 맞고 갑상선 호르몬과 스테로이드 호르몬을 복용했다. 그러나 바소프레신의 콩팥 기능 저하 현상으로 갈증, 탈진, 손발 떨림 현상이 나타났다. 따라서 호르몬을 물에 넣어 마시면 효과가 있을 것이다. 바소프레신 파동을 물에 기억시키고, 호르몬 정보를 담은 물을 먹은 결과는 성공이었다. 물은 호르몬과 DNA까지 기억했다.[2]

에이즈 바이러스(HIV)의 발견으로 2008년 노벨생리의학상을 받은 프랑스의 몽타니에(L. Montagnier) 박사는 2010년 김 교수와 비슷한 장치를 개발하고, 바이러스 DNA를 물에 기억시켰다. 놀랍게 DNA 합성 효소가 물에 담긴 파동을 인식했다. 원판이 없는 상태에서 DNA 염기 서열이 파동으로 증폭되어 물은 기억을 했다.

따라서 물은 기억을 한다. 좋은 물이 필요한 이유가 되었다. 자연수는 혈액 산성화를 막고, 건강에 중요한 역할을 한다. 음료수는 pH 3~4의 높은 산성도를 가진다.[3] 하지만, 자연수는 pH 8~10의 알칼리성으로 자연수 음용의 습관은 건강을 지키는 지름길이다.

## 질병, 탈수 현상

인체의 탈수 현상은 질병의 원인이다. 뱃맨겔리지(F. Batmanghelidj) 박사는 그의 저서 《물, 치료의 핵심》에서, 만성적인 탈수가 인체의 세포 변화로서 질병을 일으킨다고 지적했다.[1] 인체는 약 100조 개의 세포로 구성되어 있고, 세포 탈수는 기능 저하로서 질병 현상을 일으킨다.

인간은 물의 기능으로 움직이는 생명체이다. 따라서 인체 탈수의 징후를 이해해야 한다. 물을 마시지 않으면, 질병이 발생한다는 사실을 알아야 한다. 물을 얼마나 마셔야 하는가, 언제 마셔야 하는가, 의문을 가지고 답을 찾는 과정은 질병을 치유하는 길이다.

인체의 탈수 현상은 세 가지로 감지할 수 있다. 첫째, 일반 감지는 피곤함, 얼굴 붉기, 초조감, 나른함, 우울함, 불면, 머리 무거움, 두려움으로 나타난다. 둘째, 고갈과 관리 프로그램으로 천식, 알레르기, 고혈압, 제2형 당뇨, 변비, 자가 면역질환이 나타난다. 셋째, 세포 내 산성 통증으로 흉통, 소화불량 통증, 협심 통증, 요통, 강직 척추염, 편두통, 대장염 통증, 섬유 근종, 대식증으로 나타난다.

탈수 현상에서 중요한 사실은 면역세포의 활동을 억제한다는 점이다. 면역 시스템에서 면역세포는 백혈구 수의 2배에 이르고 있다. 탈수 현상이 계속되면, 신경전달물질인 히스타민의 분비로 골수의 면역체계를 억제한다.

그러나 물을 마시면, 천식과 알레르기를 해소할 수 있다. 인체의 수분 조절과 고갈 관리에서, 히스타민은 천식과 알레르기의 조절 요인이다. 최적의 치료법은 규칙적이고 습관적인 수분의 보충이다. 그리고 약간의 소금과 물로 예방할 수 있다.

탈수 현상은 혈압에 영향을 미친다. 확장기 혈압은 혈관을 채운다는 의미가 있다. 그러나 확장기 혈압은 정상보다 높거나 약간 낮다. 높은 것은 혈액순환에 심장 압력을 받는 것이고, 낮으면 뇌의 핵심 조절 중추에 산소를 공급하지 못한다. 앉았다 일어설 때 현기증과 기절하는 현상이 나타난다.

고혈압의 근본 원인은 서서히 이루어진 탈수 현상이다. 본태 고혈압으로 혈압 상승은 체내 물 부족의 신호다. 인체 순환은 세포 내 66%, 세포 외 26%, 그리고 8% 손실 대응으로 혈관 용적을 줄이는 것이 고혈압으로, 물을 보충하면 치유가 된다.

그리고 인체는 소금이 필요하다. 소금은 미네랄의 공급원으로 세포 외부의 수분량을 조절한다. 반면에 칼륨, 마그네슘, 칼슘은 세포 내 수분량으로 균형을 유지한다. 에너지의 생산에는 물, 소금, 칼륨, 마그네슘, 칼슘, 산소가 관여한다. 또 체온은 마그네슘, 칼륨, 요오드가 체액 균형을 유지하는 데 핵심적으로 작용한다.

또 당뇨병은 뇌의 수분 결핍으로 신경전달물질인 세로토닌이 작용하지 않는다. 뇌는 세로토닌으로 포도당 역치를 조정하므로, 수분 부족은 포도당과 에너지를 더 필요로 된다. 그리고 트립토판은 뇌의 염분량으로 조절되고 있다.

따라서 트립토판의 부족은 염분 부족이 되고, 수분은 혈액과 포도당까지 조절하므로 당 함량도 따라서 높아지게 된다. 염분 부족은 당 함량을 높이는 결과를 초래한다. 하지만 세로토닌은 운동 조절로 가능해, 당뇨병은 운동으로 개선할 수 있다.

인류 진화에서 이해하지 못하는 증상이 자가 면역질환이다. 원인도 모르고 인체를 스스로 공격하는 것이다. 그러나 의사는 물을 권유하지도 않는다. 또 소금도 몸에 나쁘니 적게 먹으라고 권하고 있다.

이것은 상반되는 역설이다. 의사는 환자보다 영리를 먼저 생각하고 있다. 자가 면역질환은 지속적인 탈수 현상의 대사 합병증이다. 탈수 현상이므로 단순하게 그리고 꾸준하게 물을 섭취하면 개선할 수 있다.

만병의 근원은 만성적인 탈수 현상이다. 따라서 탈수로 인한 질병은 물을 마시면 해결된다. 인체의 자연치유력은 자연 면역이지만, 그 기초 작용으로 물을 마시는 습관을 요구받는 것이다.

## 물 치료

물 치료(hydrotherapy)는 물을 이용한 치료법이다. 물의 성질, 형태, 온도, 성분을 이용하여 건강 증진을 위해 질병을 치료하고 개선하는 치료법이다.

물 치료는 인류 역사와 시작되었다. 이집트, 아시리아, 바빌로니아, 페르시아, 그리스, 유대, 인도, 중국 등 모든 문명권에서 사용했던 그 흔적을 찾을 수 있다. 심지어 구약성경에도 미네랄이 풍부한 물 치료에 대하여 언급되어 있다.

1810년경 오스트리아의 농부인 빈센트 프리스니츠(V. Preissnitzs)가 갈비뼈를 다쳐 직접 젖은 붕대와 물의 음수로 치료한 것에서 시작되었다.[1] 이러한 사실은 농사를 짓고 있을 때 상처 난 사슴이 주변 연못에서 다친 부위를 고치는 모습을 보고 그대로 따라서 했다.

제도권 의학에서 물 치료는 재활의학 분야로 즐겨 사용하는 치료법이다. 이는 사용 방법이나 치료 대상이 정통의학보다 넓게 확대되었다는 점에서 대체의학의 범주에 포함된다. 이처럼 물 치료는 집, 목욕탕, 온천, 병원에서 쉽게 이용할 수 있다.

물 치료는 얼음, 물, 증기의 다양한 형태로 사용되고 있다. 음수, 사우나, 샤워, 입욕, 좌욕, 습포로 이용되고 있다. 또 면역 요법으로 맨발로 걷기, 젖은 풀 위 걷기, 젖은 돌 위 걷기, 물속 걷기, 냉수마찰, 무릎 샤워 등으로 강화되었다.

1886년 세바스찬 크나이프(S. Kneipp)가 많은 물 치료법을 이용하고, 그 후 정립하여 《나의 물 치료법(My Water Cure)》을 출판했다.[2] 건강이 좋지 않은 본인이 물을 사용하여 완치한 경험에서 연유했다.

17년간 검증되었던 내용에서 물은 가장 평이하고, 쉽고, 간단한 방법으로 적용할 수 있었다. 그리고 결론도 모든 질병은 혈액으로 발생하기에 치유도 간단했다. 흐트러진 혈액의 순환을 정상적으로 유도하고, 건강을 방해하는 요소 배출, 그리고 약해진 신체를 단련하는 것이었다.

따라서 물 치료 특징은 용해, 세척, 단련하는 것이다. 물은 혈액의 병적 요인을 용해하고, 배출시키며, 맑은 혈액으로 다시 순환하는 것이다. 그리고 신체가 튼튼하게 만든다는 것으로 설명한다.

오늘날 겪고 있는 많은 질병의 원인이 인간의 나약함이다. 허약한 체질, 탁한 혈액과 신경, 위장병, 심장병은 거의 모든 사람이 가지고 있는 증상이다. 튼튼하고 활기 있는 사람은 보기 드물다.

오늘날의 환경은 하루가 다르게 변화한다. 계속되는 황사 현상은 연중 일과처럼 불고 있다. 그리고 날씨 변화에 영향을 많이 받는다. 외출할 때 일기도는 기본이 되었다. 계절 변화는 감기 유발로 항상 따뜻한 환경을 그리워하는 여건을 만들었다.

이러한 환경에서 치료의 노력으로 인체, 각 기관을 단련하는 간단하고 안전한 방법으로 물 치료법을 제시하여 수많은 사람에게 인정받았다. 처음에는 비웃고 질시를 받았지만, 치료 효과를 본 후 신뢰를 얻고 있다.

현대인은 건강을 위해 목욕을 많이 즐긴다. 가장 간단한 방식이기 때문이다. 인체는 물로 이루어져 있고, 물은 계속 순환하고 있다. 그 특징은 눈에는 보이지 않을 뿐, 목욕하면 인체 세포가 물 교류 역할을 한다.

따라서 목욕 중에서 가장 많이 즐기는 것이 반신욕이다. 전신욕과 족욕의 중간 단계이다. 일반적으로 물속에 앉아 물이 배꼽 아래까지 닿게 하고, 1분 30초 이상으로 3분을 넘기지 않는다. 그러나 5분 이상 즐기는 사람도 가끔 있다.

질병은 하체의 불균형으로 발생하고, 그 원인도 기능 저하와 면역 부족과 관련 있다. 따라서 반신욕은 혈액순환으로 장 기능이 강화된다. 치질, 우울증, 히스테리 등의 질병이 현저하게 줄어드는 효과가 있다.

오늘날 계절이나 기온 변화에서 면역력 향상은 건강 유지에 중요하다. 현재 환경은 너무 춥거나 따뜻한 환경이 되고 있다. 주위 환경이 인체 환경을 나쁘게 한다는 점에서, 건강 유지법으로 목욕을 제시하는 것이다.

# 3장

# 산소 면역

## 생명 현상, 산소

지구의 탄생에서 산소는 생명을 의미한다. 물은 생명을 잉태하고, 생명은 산소 에너지로 유지되고 있다. 삶과 죽음에서 산소가 중요한 만큼 그 의미는 대단하다. 따라서 산소는 생명이다.

인체는 100조 개 세포에 산소가 전달되는 정교한 시스템이다. 적혈구는 산소와 헤모글로빈 결합으로 각 세포에 공급한다. 그리고 노폐물인 이산화탄소를 효소로 물에 녹여 탄산수소 형태로 운반하여 배출한다.

산소는 생명의 기원으로 대기에서 화학 반응으로 생겨났다. 태양 에너지 특히 자외선이 물을 산소와 수소로 분해했다. 수소 기체는 가벼워 지구 중력에서 벗어났고, 산소 기체는 무거워 지구에 남았다.

그 후 시아노박테리아와 식물은 녹색 색소인 엽록소로 햇빛 이용의 광합성으로 물을 쪼갠다. 물을 쪼개 산소와 수소가 발생하면, 산소는 필요 없는 노폐물로 대기에 계속 배출되고 있다.

식물이 배출하는 산소는 동물, 균류, 세균 호흡에 사용된다. 동물의 호흡은 음식으로 섭취한 유기물질을 산화시켜 에너지를 만들고, 다시 이산화탄소를 배출하는 반복되는 순환 시스템이다.

모든 생명은 에너지가 필요하다. 세포는 에너지를 생산하여 움직이고 있다. 최초의 세포는 산소 없는 환경에서 진화하며 에너지를 발생시켰다. 단세포 생물은 발효 과정의 에너지를 사용하다가 산소 대폭발로 산소를 사용해야 하는 환경이 되었다.

시아노박테리아는 태양 에너지를 이용하는 방법을 습득했다. 오랜 세월이 흐르면서 폭발적으로 산소 폐기물을 배출했다. 대기와 바다는 산소로 오염되었고 그 결과는 처참했다. 이것은 생물학자 린 마굴리스 (Lynn Magulis)의 주장이다.[1]

지구가 생겨난 후 가장 큰 위기가 되었다. 수많은 생물과 미생물이 죽었다. 그리고 생존 방어의 방법은 DNA 복제와 중복, 유전자전달, 돌연변이뿐이었다. 미생물도 대다수가 죽었지만, 일부는 살아남았다.

적응이 강한 개체는 산소의 조절 기전으로 지구를 점령했다. 또한, 다른 세균들은 흙이나 늪 아래의 산소 없는 환경에서 살아남았다. 대학살은 생명의 역사에서 또 다른 진화를 의미하기도 했다.

진화는 새로운 질서에서 산소 독성을 견뎌 냈다. 미생물 능력이 놀라운 진화를 이룬 것이다. 그리고 진화한 세포는 치명적인 산소에 의존하게 되었고, 새로운 개체들은 산소를 이용하여 에너지를 생산하는 배경이 되었다.

오늘날 인간은 산소로 호흡하고 있다. 산소는 유독한 기체로 노화와 건강과 연관되어 있다. 오랜 진화에서 산소는 대기 축적의 조절하는 역할을 했다. 5억 년 전, 다세포 생물이 폭발적으로 발생한 이래, 대기 산소는 항상 21% 안팎으로 유지되고 있다.

산소가 일정 수준의 이상이 되면, 산소 독성이 식물 성장을 억제한다. 광합성으로 생산되는 산소의 양도 떨어지며, 대기 산소도 떨어진다. 대기 산소가 25% 이상이 되면, 습한 열대우림도 화재가 일어난다. 반대로 15% 이하가 되면, 동물은 질식하고 마른 나무마저 타지 않는다.

오늘날 지구 환경에서 대기 산소는 알맞은 수준으로 조절되고 있다. 따라서 생물권에서 대기 산소의 농도가 중요하듯, 인체의 산소 포화도도 더더욱 중요하다. 그것은 건강과 질병이 관련되기 때문이다.

## 호흡의 의미, 산소와 미토콘드리아

모든 생물은 호흡하고 영양물질을 산화시키는 에너지 대사의 과정을 가지고 있다. 따라서 호흡은 생명이다. 인체는 숨을 들이쉬면 산소를 섭취하고, 내쉬면 이산화탄소가 배출되는 시스템이다.

생리적 의미에서 호흡은 세포와 외부 환경의 산소와 이산화탄소의 운반이다. 그리고 생화학적 의미에선, 세포가 영양물질을 물과 이산화탄소로 산화하여 에너지를 얻는 화학 과정의 세포 호흡이다.

호흡 에너지는 생명 활동에 꼭 필요하다. 진핵세포와 세균은 산소와 포도당 결합으로 이산화탄소와 물을 산화하여 ATP를 얻는 산소 호흡이다. 그러나 효모 세포는 산소가 없을 때, 발효로 에너지를 얻는 무산소 호흡이다.

세포 호흡에서 미토콘드리아가 관여한다. 미토콘드리아는 세포 소기관으로 ATP 형태의 화학 에너지를 생산한다. 세균에서 유래한 미토콘드리아 DNA는 호흡의 의미로 볼 수 있다.

에너지는 호흡에서 전자 흐름으로 호흡연쇄 작용이다. 에너지는 생성 지점에서 막 너머로 양성자를 수송하여 저장한다. 그리고 저장소에서 출구 쪽의 역류하는 양성자 힘으로 에너지가 만들어진다.[1]

에너지 균형은 수요와 공급으로 결정된다. 수요가 있으면 호흡연쇄를 따라 전자 흐름으로 양성자 수송도 빨라지고, 저장소가 채워지면 압력도 높아져 ATP 효소의 구동축으로 역류하며 에너지를 생산한다.

수요가 없으면 ATP는 세포에 쓰이지 않고, 호흡으로 ADP와 인산은 ATP로 전환된다. ATP 효소가 멈추면, 저장소는 차지만 양성자를 수송하지 않는다. 따라서 전자는 호흡연쇄로 흐르지 못하고, 새로운 수요가 생길 때까지 호흡은 느려진다.

호흡이 느린 이유는 ATP의 원료인 ADP와 인산의 부족, 산소와 포도당이 부족할 때 발생한다. 숨쉬기 어려울 정도로 산소가 적으면, 호흡연쇄에서 전자 흐름은 느려진다. 또 포도당이 적어도 호흡연쇄로 들어가는 전자와 양성자가 줄어 전자의 흐름은 느려진다.

따라서 호흡 속도는 에너지 소비, 즉 수요를 반영한다. 상황이 좋지 않아 숨쉬기 어렵거나 물질대사의 재료가 부족하면, 수요보다 공급이 결정한다.

호흡 속도의 원인인 전자전달은 산화 아니면 환원 상태로, 동시에 두 상태는 존재할 수 없다. 전자전달자가 전자를 갖고 있으면, 호흡연쇄에서 전자를 더 받을 수 없다. 따라서 전자전달이 되기까지 호흡은 멈추는 것이다.

호흡 속도는 산화와 환원의 동적인 평행상태에 달려 있다. 미토콘드리아는 수많은 호흡연쇄가 있고, 호흡은 호흡연쇄에서 전자전달 균형이 되면 가장 원활하다. 이것이 최적의 균형 상태로서 산화 환원의 균형점(Redox poise)이다.

그러나 산화 환원의 균형점을 벗어나면, 가혹하다. 호흡연쇄에서 전자전달은 잠재적인 반응으로, 반응이 강한 전자전달은 위험하다. 전자를 받은 산소는 자유라디칼의 과산화 라디칼 독성 작용을 나타낸다.

인체는 자유라디칼의 높은 반응의 손상과 예기치 못한 현상으로 생명에 나쁜 영향을 미친다. 세포 자살, 질병, 노화까지 호흡연쇄에서 일어나는 활성산소는 언제나 위험하다. 따라서 호흡 균형은 건강의 중심이다.

## 산소, 반응산소 종(ROS)

산소의 아종 반응산소 종(reactive oxygen species, ROS), 특히 H2O2는 인체 세포에서 생성되며 세포 분화, 유전자 발현, 면역 시토카인 반응으로 다양한 생물학적 진화에 관여하고 있다.[1]

ROS의 항상성 유지는 세포 생존에서 중요한 기전이다. 산화스트레스는 ROS 생성과 제거의 불균형으로 세포 내 DNA, 단백질, 지질의 손상을 일으킨다. 이것이 질병의 핵심 원인으로 지목받고 있다.[2]

ROS는 단순하게 단백질, DNA, 지질을 산화시키는 세포 자살 물질로 인식되었다. 하지만, 중요한 세포 내 필수적인 신호전달(second messenger)의 특정의 시토카인과 전사인자의 전달 역할을 한다.[3]

그러나 ROS와 세포 자살 관계는 다소 상반적이다. ROS가 세포 자살에서 중간 신호의 매개체로 신호를 전달한다. 따라서 종양괴사인자와 알파-종양괴사인자 수용체 1형에 의한 세포 신호전달에서 세포 자살의 ROS 역할은 중요하다.

이 과정은 세포 자살의 유전자에 의해 이루어지며, 조절 가능한 세포의 능동적 사멸 과정이다. 형태적으로 세포 감소, 세포막 파괴, 염색체 응축과 내부물질의 사멸된 포낭이 형성되고 식세포 작용이 일어난다.

특히 TNF-R 1형은 ROS로 second messenger로 세포 자살을 일으킨다. TNF-α는 감염 반응으로 활성화된 대식세포나 T림프구를 생산하며 세포 자살, NF-κB, AP-1 인자로 염증 반응과 면역 반응에 관여한다. ROS는 TNF-α 자극으로 다양한 신호 단백질을 산화시켜 caspase(세포자살 효소)를 통한 세포 자살의 신호와 NF-κB의 생존 경로를 조절한다.

미토콘드리아 내 전자전달계 complex Ⅰ과 complex Ⅲ에서 만들어진 산소 자유라디칼은 미토콘드리아에서 Mn-SOD에 $H_2O_2$로 변환되고, 항산화 작용 기전의 퍼옥시레독신과 글루타티온 퍼옥시다아제에 의해 물로 환원이 된다.

미토콘드리아는 세포 내 NADPH 산소화 효소를 제외한 유일한 ROS의 생성 장소이므로, TNF-α에 의한 세포 자살의 ROS 주요 공급원이 된다. 미토콘드리아의 ROS 생성과 세포질의 방출은 TNF-α 같은 세포 자살의 신호로 전개된다.

세포 자살의 신호전달로, 외인성 세포 자살은 세포막에 있는 죽음 수용체를 활성화하여 카스파제 활성화로 세포사멸을 유도한다. 또 내인성 세포 자살은 세포 경로에서 일어난다. 다양한 단백질이 미토콘드리아에 관여하며, Bak와 Bax는 평상시 단량체(monomer)로 존재하면서 항세포 자살 단백질 Bcl-2에 의해 작용이 저지되고 있다.

그러나 세포의 자살 신호는 Bax와 Bak 형태로 이량체는 미토콘드리아 외막에 구멍을 뚫고 내부물질을 유출한다. 이 물질은 cytochrome C, Apaf-1, Smac/Diablo, AIF 인자로 세포질 내 카스파제 활성화로 세포 자살을 진행하고 있다.

## 산소 자유라디칼과 항산화 작용

인체 에너지 생산에서 호흡은 산소 이용으로 활성산소가 발생한다. 활성산소는 산소 아종으로 방사능의 메커니즘과 비슷하다. 산소와 중간생성물의 생성과 분해 반응은 중독 현상을 일으킨다. 방사선 중독은 물에서, 산소 중독은 산소에서 중간생성물이 발생한다.[1]

호흡 과정에서 생기는 물질은 산소에서 발생해 활성산소라고 한다. 따라서 호흡은 아주 느린 형태의 산소 중독이다. 질병과 노화 모두 느린 산소 중독으로 일어나는 생성물이 자유라디칼로서 위험하다.[2]

활성산소나 반응산소 종은 같은 의미로, 자유라디칼로 표현한다. 강한 반응으로 산소가 계속하여 발생한다. 따라서 질병과 연관된 자유라디칼이 중요한 이유이다. 프랑스의 앙리 베크렐은 방사선이 물을 산소와 수소로 분해한다는 사실을 알았다.[3] 물질의 이온화 작용은 항상 원자 수준에서 이루어진다.

$$H20 \rightarrow H^+ + e^- + \cdot OH$$

$H^+$는 양성자, $e^-$는 전자, $\cdot OH$는 자유라디칼인 수산화 라디칼의 반응이 아주 높다. 짝을 이루지 못한 홀 전자는 존재하지만 불안정하다. 안정 상태로 되어야 하므로 다른 분자와 반응하는 자유라디칼은 반응성이 매우 강하다.

하지만, 자유라디칼 모두 반응성이 큰 것은 아니다. 호흡할 때 산소에서 물 분해로 전자가 생긴다. 즉 물에서 산소를 만들려면 산소에서 전자가 떨어지고, 동시에 이동할 수 없어 한 개씩 더하거나 떨어진다. 따라서 중간생성물의 수산화 라디칼($\cdot OH$), 과산화수소($H_2O_2$), 과산화 라디칼($O_2 \cdot$)이 필연으로 발생한다.

중간생성물은 전자 연결의 촉매로 작용하고, 먼저 생기는 과산화 라디칼의 반응은 적다. 그러나 철을 좋아해 인체에 저장된 철을 빼내는 펜턴 반응은 수산화 라디칼로 반응성이 매우 높다.

$$O_2 \cdot^- + Fe^{3+} \rightarrow O_2 + Fe^{2+}$$
$$2H_2O_2 \rightarrow 2H_2O + O_2$$
$$H_2O_2 + Fe^{2+} \rightarrow OH^- + \cdot OH + Fe^{3+}$$

두 번째 중간생성물 과산화수소는 반응성이 느리다. 과산화수소는 산화제로 사용되지만, 자연 상태에서 찾기 힘들다. 화학적으로 산소와 물 중간 단계, 분자 반응의 양방향으로 반응하고 있다. 그리고 철과 반응으로 수산화 라디칼이 되고, 철이 없으면 전체 세포로 퍼질 수 있다. 과산화수소의 산화 작용은 세균을 죽인다. 인체에서 호중구가 효소 미엘로퍼옥시다아제로 이물질이나 병원체를 죽일 때 사용한다.

수산화 라디칼은 반응성이 커, 만나는 분자와 반응한다. 수산화 라디칼이 만들어지면 DNA, 단백질, 지질과 반응하고, 다른 라디칼을 만들어 염증의 원인이 된다.

따라서 산소 자유라디칼의 특징은 연쇄 작용이다. 활성산소를 제거하는 목적으로 항산화제를 먹는다. 인체 기능에서 활성산소는 미토콘드리아 산화, 시토카인, 항산화 조절, 세포사멸, 노화, 병원체 침입에 대한 세포의 생리 작용이다. 그리고 ROS는 세포 증식과 생존에서 신호 작용의 역할을 한다.

산화스트레스의 신호전달경로와 ROS 신호전달의 조절 역할은 알려진 바 없었다. 세포의 ROS는 산화 환원 메커니즘으로 산화스트레스는 항산화 반응으로 대응하지만, 과도한 ROS의 불균형은 당뇨병, 암, 신경 변성, 노화 같은 질병을 일으킨다.

따라서 ROS는 인체에서 중요한 조절 역할을 한다. 세포의 신호전달과 상호 작용은 증식, 사멸, 그리고 항상성 메커니즘이다. 이 때문에 산소 여러 가지의 형태는 건강과 직결되어 있다.

## 산소 치료

인체의 호흡에는 산소가 필요하다. 세포에서 산소 부족으로 무산소 호흡으로 바뀌는 것이 질병 현상이다. 따라서 세포가 에너지를 만들고 생명을 유지하는데, 산소를 빼앗는 물질은 모두 발암 물질로 정의했다.[1]

오토 바르부르크는 암의 원인으로 저산소 현상을 지적했다. 그리고 세포의 산소 부족은 죽거나 암으로 바뀐다는 사실을 입증했다. 산소 결핍은 세포 내 미토콘드리아 호흡을 손상하고, 암을 유발한다. 그러나 세포 조건이 좋아지면, 가역적으로 다시 바뀐다.

따라서 질병 원인은 세포의 무산소 호흡이다. 아주 단순하다. 세포 구성의 인체는 호흡이 살아 있는 이유이다. 그러나 세포의 산소 부족은 과거 세균 습관, 즉 무산소 호흡으로 회귀하는 미토콘드리아의 특징이 된다.

세포의 저산소 환경에서 산소를 공급하는 것이 산소요법이다. 세포는 정적 상태가 아니라 나빠지고 좋아지는 동적 평행상태이다. 따라서 세포 생리를 최적화하는 방법은 산소 공급이다. 생리학자 라시드 부타르(Rashid Buttar)의 주장이다.[2]

세포의 자유라디칼 손상은 산소 아종의 산화 작용이다. 세포의 에너지 생성이나 혈액과 폐를 통한 산화 작용은 필수 사항이다. 그리고 세균, 바이러스, 곰팡이의 살균 작용은 산소 이용으로 건강에 도움을 준다.

산소 치료에서 과산화수소와 오존은 핵심 물질이다. 산소 의학의 선

호모 임무누스, 면역 인류

구자 찰스 파(Charles Farr) 박사는 잘못된 식사, 환경오염, 운동 부족으로 산소의 불충분한 조건이 독성 축적으로 질병이 발생한다고 지적했다. 따라서 산소 작용은 질병을 치료하는 것이다.

카탈라아제는 활성산소를 분해하지만, 산소는 세균과 바이러스를 살균한다. 무산소 여건에서 산소를 공급하면 세포는 되살아난다. 독일 프리드리히 쇤바인(C. F. Schönbein)이 오존을 발견했다. 그리고 1930년대 염증성 장 질환, 궤양성 대장염, 장과 위 질병의 치료에 사용하였다.

오존 치료는 산소 작용으로 세균 외막의 인지질과 지단백질을 불안정하게 만들고 곰팡이, 세균의 접촉으로 세포 정지 또는 저해 작용을 일으킨다. 그리고 바이러스 캡을 손상하고, 증식 주기를 바꾼다.

오존 치료는 적혈구의 당 분해기능을 증가시키고 산소를 많이 공급한다. 에너지 생산과 자유라디칼 제거로 세포벽 효소 합성을 자극한다. 글루타티온 과산화 효소, 과산화물 불균등화 효소, 과산화수소 분해 효소, 프로스타사이클린 효소의 합성이 원활하게 이루어진다.

오존 사우나의 효과도 우수하다. 피부는 오존 반응으로 열이 발생한다. 인체의 열작용은 질병 억제와 산소 공급을 극대화한다. 오존과 발열은 피부에 깊숙이 침투하여 산소 공급과 독소 제거의 이중 개선 효과가 나타난다.

브라이언 페스킨(Brian Peskin)은 저서 《암 비밀을 밝히다》에서 오늘날 유행병 수준의 암 발생 원인을 유전자에서 찾는 잘못된 태도를 지적했다.[3] 그리고 유전자 돌연변이는 발생에 십수 년이 걸리므로 1920년에서 현재까지 충분한 시간이 안 된다고 반문한다. 유두종 바이러스 보균자가 자궁경부암에 걸리지 않는 것도 바이러스가 원인이 아니라고 지적을 했다.

따라서 암의 원인은 세포의 산소전달 결핍이며 가공식품의 폐단을 지적했다. 가공식품은 모체 필수 지방산(PEO: parent essential oils)을 파괴한다. PEO는 100조 개 세포막의 25% 구성으로 산소 자석(oxygen magnet)의 역할로 산소를 끌어당겨 세포에 전달한다.

가공식품의 변성 PEO를 섭취하면, 세포막 PEO 결핍으로 암이 발생한다. 과일, 채소, 탄수화물의 섭취, 운동 병행도 암 예방에는 미흡하다고 지적한다. 따라서 인체의 산소 공급을 위해서 가공이나 변성 없는 PEO와 미네랄 함유의 고단백질 식사를 제시했다.

# 4장

# 소금 면역

## 바다, 면역의 근원

바닷물 1밀리미터당 106개 박테리아와 109개 바이러스가 포함되어 있다. 바다에 사는 식물과 동물은 해삼을 포함하여 강한 면역력을 지니고 있다.[1]

지구 탄생 후 생태계는 5번의 멸종기를 거치고 생물 종의 95%가 사라졌다. 그러나 5억 년 전 생성되었던 극피동물 해삼, 성게, 불가사리는 몇 안 되는 살아남은 생물이다. 그리고 타고난 면역력으로 완전 재생의 복제 전략을 지니고 있다.

극피동물은 척추동물과 공통 조상이다. 척추동물은 발생 초, 배에 척추가 형성되는 동물이다. 소화관 형성에서 차이가 있지만, 성체에서 원구가 항문이 되고, 입은 원구와 관계없이 생기는 후구동물이다.

선천 면역의 창시자 메치니코프는 불가사리 유충을 관찰했다. 무척추동물인 아메바의 식이 기능이 침입한 이물질을 먹는 과정과 같다는 사실에서 단세포와 다세포의 식이 기능과 면역 기능은 연계되어 있다는 통찰력을 얻었다.

해삼은 독특한 유전자 메커니즘을 가지고 있다.[2] 유전체 분석에서, 척색 부분과 아가미 틈새의 유전자 특징이 극피동물을 상징하고 있다. 그리고 해삼은 포유동물의 유도만능줄기세포와 같은 기능이 있다.

세포는 유도만능줄기세포(iPSC)로서 형질 전환을 할 수 있다. 유전자 연구에서 해삼이 내장을 버리고 새로 만드는 재생력에 관심이 많았다. 실험에서 해삼의 내장을 절개한 후 성장, 대사, 면역 반응을 조사했다.[3] 해삼은 내장 절제 후 산소 소비율(OCR)은 급속히 감소하고, 그 후 점진적으로 증가했다.

해삼의 면역 작용은 내장 재생에서 조직적으로 특이하다. 인산 가수분해 효소인 ACP, AKP 활동은 내장 제거 10일 후 최고로 나타났고, 45일 후 정상으로 회복이 되었다. 항산화 활동은 내장 제거의 영향도 받지 않았다. 그리고 효소 작용으로 성장, 대사, 면역 기능은 그대로 수행되었다.

대사기능에서 해삼과 인간의 효소 작용은 같다. 그리고 해삼의 재생인자는 유도만능줄기세포의 특징으로 나타난다. 재생은 극피동물의 공통적인 현상으로 조직 복원에 광범위하게 나타난다. 해삼 내장은 종종 절단되었고 신속한 복구 능력으로 성장하는 개체 특성의 생존전략이 있다. 이 연구에서 치료의 통찰력을 얻을 수 있다.

해삼으로 동물의 간을 치료한 사례가 있다.[4] 해삼은 손상된 쥐에 간보호 효과를 나타냈다. 해삼은 catechin, ascorbic acid, chlorogenic acid, pyrogallol, rutin, coumaric acid, mucin의 성분이 많다. 높은 자유라디칼의 소거, 적당한 철 킬레이트, 지질 과산화 작용을 저해하는 활성 효과가 현저했고, 독성이나 부작용도 없었다. 특히 SOD와 글루타티온 항산화 효소 작용은 독특하다.

해삼의 사포닌은 독성화합물이다.[5] 독소는 면역 작용을 한다. 사포닌 배당체는 당 사슬과 아글리콘 구성의 하나, 둘, 세 개 황산염 그룹이다. 마이크로 몰 농도로 용혈 작용, 세포 독성, 항진균, 세포막 투과의 생리활성이 있다.

해삼 사포닌은 nano 몰 농도로 면역 효과가 나타난다. 쥐의 비장에서 항체 생성, 플라크 형성, 세포 수 증가, 대식세포의 리소좀 수, 크기, 식균 지수가 증가했다. 사포닌은 시토카인 유도와 림프구 수준을 회복시켰다. 그리고 백혈구의 살균 활성, 병원성 미생물, 방사선 치사량에 대한 저항성도 현저했다.

암 치료의 화학요법에서 내성 요인은 자가포식으로 그 억제는 항암 내성을 예방한다. 해삼 사포닌 Frondoside A는 표준요법에 저항하는 암세포의 자가포식을 억제했다. 또 쥐의 Ehrlich 암에서 막 수송 P-당단백질 활동을 차단하여 내성을 감소시켰다.[6]

특히 해삼 사포닌은 인간의 췌장암세포에서 세포주기 정지와 세포사멸을 일으킨다. 이는 cyclin A, cyclin B, CDC 25c의 발현 감소와 p21 waf1 발현을 증가시킨다. 그리고 p38 키나아제 메커니즘 매개로 치료와 예방에 유용하게 사용되고 있다.[7]

해삼은 트리테르펜 글리코사이드, 카로티노이드, 생리활성 펩타이드, 비타민, 미네랄, 지방산, 콜라겐, 젤라틴, 콘드로이틴황산, 아미노산으로 약학의 잠재적인 원천이다.[8] 그리고 상처 치유, 신경 보호, 항암제, 항응고제, 항균제, 항산화제의 치료 가치도 높다. 특히 2차 대사산물은 세포 독성, 세포 예정사 유도, 세포주기 정지, 종양 감소, 종양 전이 억제, 혈관신생 억제, 약물내성 감소의 항암 특성이 있다.

해삼 사포닌은 혈당 저하 기능의 효과가 있다. 당뇨병의 일반 약보다 나은 항당뇨 기능이 있다. 인슐린의 분비 활성과 췌장 베타세포의 기능 장애를 경감시켰다.[9] 해삼 사포닌은 $10\mu g/mL$ 이하의 농도에서 단순포진 바이러스 1(HSV-1)에 살균력을 가진다.[10]

따라서 자연 동식물에 약리적인 성분이 많다. 특히 바다의 극피동물, 박테리아, 시아노박테리아, 원생생물, 연체동물 같은 무척추동물에는 천연화합물이 풍부하다. 이것은 항암, 항바이러스, 항염증의 탁월한 기능으로 의과학자들이 바다를 면역물질의 근원지로 인식하기 시작했다.[11]


## 소금, 면역물질


생명 탄생은 바다, 소금은 생명 유지에 필요하다. 그러나 현대 의학은 소금의 저염식을 강조하며, 의사마저 소금을 나쁜 물질로 인식시키고 있다. 소금은 인류의 탄생과 생명의 역사에서 가장 중요한 최고의 물질이었다.

현대 의학은 생존에 필요한 소금을 심장과 관련 질병의 주범으로 전락시키고 있다. 그러나 소금은 병원체로부터 인체를 보호한다.[1] 쥐에게 물린 피부세포에서 많은 나트륨이 발견되었다. 나트륨 사료를 섭취한 쥐는 병원균에 강한 면역 반응과 회복 반응을 보였다.

호모 임무누스, 면역 인류

소금의 면역 기능은 피부세포의 나트륨 축적과 관련이 있다. 나트륨 대사로서 생물학적 기전은 세균에 대한 보호 기능이다. 그리고 피부의 나트륨 저장소는 면역에서 방어 장벽으로 작용하고 있다.

최근 세포 대사(Cell Metabolism) 학술지에서, 쥐 피부세포의 고농도 소금은 세균을 방어하고, 감염 부위에 축적되었다.[2] 숙주 방어의 소금 축적은 진화된 아이디어로 새로운 내용은 받아들이기 어렵다. 면역학 교수 랜돌프(G. J. Randolp)는 면역학에서 인식되려면 상당한 기간이 소요될 것이라고 설명했다.

소금이 피부세포 조직에서 저장소 역할을 한다. 독일의 옌스 티체(Jens Titz) 교수는 쥐를 대상으로 소금 식이 영향을 실험했다. 쥐의 저농도 소금 식이의 피부세포 상처에서 고농도의 소금 축적을 발견했다. 감염된 피부세포는 소금으로 세균을 물리친다는 가설의 검정에서, 인체는 방어를 위해 면역세포에 소금을 공급한다는 것이 증명되었다.

고농도 소금의 면역력 연구에서, 요나단 얀취(J. Jantsch) 교수는 대식세포가 세균을 활성산소(ROS)로 죽이므로, 고농도 소금은 면역세포를 활성화한다고 생각했다. 그리고 쥐를 대상 실험에서 염분 농도를 높였고, 고농도 소금은 면역세포의 살균 능력을 증가시켰다.

또 대식세포를 대장균(E. coli)과 Leishmania major에 감염시켰다. 24시간 후, 소금 고농도에 노출된 대장균 수는 소금 없이 배양된 대식세포의 절반 수준으로 감소했다. L. major 감염도 유의한 수준으로 감소했다.

그리고 소금 식이 쥐 면역력은 14일간 고염식과 저염식 두 그룹으로 나누어 실험했다. 쥐 발바닥 피부세포에 L. major로 감염시키고 20일 동안 관찰했다. 감염된 두 그룹의 쥐는 모두 발바닥이 퉁퉁 부었다. 그러나 감염의 소강상태에서 고염식을 한 쥐는 저염식을 한 쥐보다 빠르게 병변 수와 세균 수가 줄어들었다.

고염식이 감염된 피부세포의 염분 축적으로 면역력을 강화한다. 인간을 대상으로 한 실험에서, MRI 기법으로 피부세포의 나트륨 농도를 측정했다. 고염식과 무관하게 세균에 감염된 피부세포에서 고농도 소금이 축적되었다. 연구 결과에서 쥐와 인간은 염분 매개로 면역력을 강화하는 것으로 확인이 되었다.

인체의 피부, 폐, 장, 신장은 외부 조건에 반응하고, 생물학적 장벽으로 생리를 조절한다. 피부세포는 탈수와 자외선의 물리적, 화학적 노출에 장벽 역할을 한다. 그리고 피부세포의 장벽 변형은 미약에서 치명적으로 절정에 이른다.[3]

또, 인체는 피부세포의 미생물 공생으로 병원균의 항균 장벽을 형성한다.[4] 피부세포의 항균 기능은 펩타이드, 지질, 그리고 각질 세포와 면역세포의 상호 작용으로 이루어진다. 따라서 소금은 면역물질로 작용하고 있다.


## 소금, 영원한 약품


모든 생명체의 생존에서 필요 물질이 소금이다. 소금은 지구 역사를 통해 일반인이나 치료자가 사용해 왔던 약품이었다. 특히 병원에서 사용하는 생리식염수도 기본 물질이 소금이다.[1]

호모 임무누스, 면역 인류

그러나 현대 의학은 소금을 수십 년간 비난의 대상으로 삼았다. 하지만 생리식염수 기능, 미네랄 기능으로 소금의 중요성은 거부할 수 없는 진실이다. 그리고 그 어떤 물질도 소금을 대체할 수 없다. 소금을 먹지 않으면 살 수가 없는 생명체의 필수 불가결한 물질이다.[2]

소금은 고대부터 세균, 곰팡이, 병원체 미생물의 부패에서 보호를 위해 고기나 채소 절임에 사용해 왔다. 음식 재료에 소금을 뿌리면, 삼투압 작용으로 수분이 빠지고 오랫동안 신선하게 유지할 수 있다.

인체는 세포 내 물과 세포 외 물로 구성되었다. 물, 소금, 칼륨은 세포 조절의 3요소이다. 수분이 세포 내에서 칼륨을 유지한다. 물은 세포 내 수분을 조절하며, 대사 과정에서 독성물질을 정화하고 배출한다. 소금은 세포 외 수분 균형을 조절하고 있다.

소금은 인체에 필요한 미네랄을 함유하고 있다. 갑상샘 기능을 유지하는 요오드 부족으로 갑상샘 기능 이상이 발생할 수 있다. 예방이나 치료를 위해 다시마나 켈프의 해조류를 섭취해야 한다.

탈수가 발생하면 뇌는 신장에 소금과 물의 보유를 명령한다. 물이 충분하지 않아 부종이 생긴다. 수분 부족에 따라 수분의 필요 압력이 현저하게 높아지면 고혈압이 된다. 부종 제거 방법으로 물 섭취로 투명한 소변을 배출하면, 저장된 염분 또한 함께 배출된다. 이뇨제가 아닌, 수분 섭취를 통하여 제거하는 방법이다. 따라서 물은 최고의 이뇨제가 되는 것이다.

미량원소 80여 가지를 함유한 소금은 다양한 기능을 한다. 소금은 인체의 소화와 흡수 과정에 필요하다. 소금은 생명 유지에 필요한 천연 항히스타민으로 천식을 완화한다. 물을 조금 마신 뒤, 혀 위에 소금을 조금 올려놓으면 된다.

스트레스의 해소에 소금은 필수 사항이다. 소금은 뇌세포의 과도한 산을 추출한다. 알츠하이머를 피하려면 소금을 섭취해야 한다. 그리고 신장에서 과도한 산을 씻는 핵심 역할로, 체내 염분 부족은 인체 산성화의 원인이 된다.

소금은 뇌의 세로토닌과 멜라토닌 수준을 높인다. 물과 소금은 항산화제의 역할로 독성 폐기물을 배출할 때 사용되고 있다. 충분한 물 공급을 통한 트립토판의 뇌 저장으로 세로토닌, 멜라토닌을 항우울증 신경전달물질로 사용되는 것이다.

소금은 면역체계 강화와 충분한 산소 환경을 만든다. 암세포는 산소가 희박한 환경에서 활성화하므로, 소금의 혈액순환은 암 치료의 역할을 한다. 또 소금은 근육 긴장도의 유지에 필수적이다.

소금은 심장의 박동 안정을 돕는다. 물과 미네랄은 혈압 조절에 필요한 요소로 적당한 비율이 중요하다. 또 소금은 수면 조절 물질이다. 천연 수면제로 물과 소금을 먹으면 자연스럽게 잠이 온다.

소금은 당뇨 조절에 필요한 물질이다. 혈액의 당 균형을 잡고, 혈당 조절을 위해 인슐린 의존도를 낮출 수 있다. 소금은 체내 세포의 에너지 생성에 관여한다. 뇌세포의 작동에서 소금은 신경세포의 의사 전달과 정보 전달에 관여하고 있다.

소금은 폐점액과 끈적끈적한 가래를 없앤다. 따라서 천식, 폐기종, 낭성 섬유증 치료에 사용하는 물질로 마른기침 해소에 효과적이다. 그리고 통풍, 관절염, 근육 경련의 예방에도 도움이 된다.

소금은 뼈 형성을 이루는 물질이다. 골다공증은 체내 수분과 염분 부족으로 발생한다. 그리고 다리와 허벅지의 하지 정맥류 예방에 도움이 된다. 따라서 소금은 영원한 약품의 역할을 하는 것이다.

## 바닷물의 역할, 르네 칸톤의 실험

개의 혈액을 희석한 바닷물로 교체하는 실험을 했다. 1897년 프랑스의 생리학자 르네 칸톤(Rene Canton)의 실험은 의학사에 남을 만한 획기적인 시험이었다.[1]

혈액은 바닷물과 동등한 의미가 있다. 프랑스어로 바다(la mer)와 어머니(la mere)는 발음이 똑같고, 어원이 같다는 것을 직감할 수 있다. 생명과 바닷물의 관계를 깨닫고 이러한 실험을 한 것이다.

바닷물은 혈액의 대체물로 가능하다는 것을 증명하는 것이었다. 즉 생체의 체액과 바닷물은 동일 성분으로 이루어지며, 동일 작용을 한다는 가설을 증명하기 위해 개를 이용한 실험 두 차례와 포유류, 양서류, 파충류, 조류를 대상으로 수차례 실시했다.

개의 실험에서 혈액을 뽑고 거의 같은 양의 희석한 바닷물을 주입하는 것이다. 사람으로 환산하면 체중 60kg에서 2.5L를 초과한 혈액을 뽑는다. 이러한 양은 대량 출혈에 해당한다. 의학 전문가들이 의문을 제기하는 정도에 해당한다.

실험에서 주입한 희석한 바닷물에서 적혈구와 백혈구의 혈구가 상당히 빠르게 증가하였다. 과립구는 1시간에 2~3배로 증가했다. 바닷물의 수혈은 혈구 증식을 가속하고, 백혈구, 적혈구, 혈소판은 다른 혈구로 변화를 했다.

그리고 실험하는 동안 개의 호흡은 짧고 거칠었다. 그러나 5일 후에는 빠르게 회복되었다. 8일 차에는 활기찬 모습이었다. 그리고 왕성한 활력이 지속적 계속되는 것을 확인하였다. 이 실험은 대량 출혈한 환자에게 희석한 바닷물을 수혈한 것과 똑같은 현상이다.

희석한 바닷물은 생체 내 기능의 뛰어난 성질이 있다. 바다는 생명의 어머니였다. 칸톤의 공개적인 개 실험은 신문에 보도되어 상당한 혁신을 일으켰다. 그리고 이 실험 결과는《유기체 환경으로서의 바닷물》이란 책으로 발간이 되었다.[2]

서두에서 "모든 생명체의 기원은 물에서 시작한다. 생리학의 기본을 바다에서 생각했다."라고 했다. 책에서 구체적인 사실이 실험한 내용으로 모두 기록되어 있다. 바닷물은 생명을 살리는 실질적인 원천이었다.

칸톤은 실험한 결과로 다음과 같은 결론을 얻었다. 유기체의 본질은 네 가지, 즉 내부 환경, 세포, 불활성 물질, 분비물로 구분되었다. 생리 기전으로 세포는 내부 환경에서 영양을 흡수하고 노폐물을 배출한다. 불활성 물질은 체내 세포가 생산한 물질이다. 세포 활동으로 분비물을 만든다. 그리고 생명 활동은 바닷물에 의해서도 유지된다는 것을 증명하였다.

독립적인 인생관을 가진 칸톤은 기존의 학설에 구속되지 않고 독자적 생리학을 확립하였다. 그것은 종래의 생리학을 철저히 뒤흔드는 것으로 부정하는 것이었다. 또 언론에서도 칸톤의 이론을 과학과 철학의 모든 것을 근본적으로 변화시켰다고 극찬했다.

그러나 학계 반응은 적의로 변했다. 하지만 칸톤은 학계의 반발에 개의치 않았다. 그리고 해양 생명 이론을 확립하고 해수 요법을 실천했다. 일련의 실험 과정에서 확신한 해양 이론은 질병 치료와 직결되었기 때문이다. 혈액을 희석한 바닷물로 교체한 개는 오히려 활력이 넘쳤다는 사실이다.

실험에서 고찰한 내용은 질병의 원인은 인체 환경의 균형이 깨진 결과였다. 그리고 바닷물의 주입으로 원래 상태로 회복시켰다. 이 결과는 국소적으로 질병 치료의 효과가 가능하다는 결론이었다.

그러나 당시의 병인론은 세균 이론이었지만, 칸톤 이론은 정반대 개념이었다. 그리고 질병의 원인을 부분이 아니라 전체적인 문제로 보았다. 즉 세균이나 바이러스 병원체 증식은 체질이 나빠진 결과라는 것이다.

따라서 현대 의학은 2차 문제를 1차 문제로 잘못 판단한다는 것이다. 이 결과는 본질이 전도된다는 것을 의미한다. 현대 의학의 치명적인 결함을 지적한 칸톤은 질병 치료를 해수 요법으로 하기 위하여 해양진료소를 개설하여 실천하였다.

## 저염식, 현대 의학의 저의

인류의 탄생에서 산소가 배경이었다면, 바다는 생명 탄생의 기원이었다. 생명에서 소금은 선택이 아닌 필수이다. 그러나 오늘날은 저염 식단을 강조하는가 하면, 심지어 현대 의학에서 소금을 평가 절하하는 실정이다.

소금 섭취가 고혈압을 일으킨다는 잘못은, 1953년 미국 메니리(G. R. Meneely) 공동 연구에서 소금의 독성, 즉 고혈압, 부종, 신장의 상관관계에 대한 1년 동안 쥐의 실험 결과에서 시작되었다.[1]

실험에서 쥐에게 미네랄을 제거한 물, NaCl 외 각 미네랄 제외, 그리고 NaCl의 농도를 과도하게 주었다. 이 조건들은 NaCl을 섭취하면 혈압, 부종, 신장 손상을 일으키는 의도한 결과였다.

그러나 의학계는 소금 없이 생명 유지가 힘들다는 사실을 알고 있다. 그리고 소금 섭취량과 고혈압 상관관계가 없다는 사실도 알고 있다. 고혈압 연구의 세계적 권위자 실험으로, 1990년대 소금이 혈압에 미치는 영향 연구(Inter Salt Study)가 수행되었다.

세계 39개국, 52개 센터, 20~59세 1만 명 이상을 대상으로 연구한 결과에서, 소금 섭취가 많으면 소변에서 소금의 양도 많았다. 그러나 혈압과 소금 배출량의 관계는 있지만, 소금이 고혈압을 일으킨다는 연관성은 찾지 못했다.

추가 연구에서 체질량지수(BMI)와 알코올 섭취량의 증가는 혈압 상승과 관련이 있었다. 결론적으로 나트륨과 고혈압 연관성은 없었다. 그리고 소금 섭취량과 혈압 사이의 연관성도 없었다.

2014년 소금 섭취와 고혈압의 상관관계에 대한 영국 〈데일리메일〉의 보도가 있었다.[2] 프랑스 성인 8,670명을 대상으로 조사한 결과에서, 소금 섭취와 고혈압의 상관관계는 없었다. 그리고 소금보다 비만이 가장 큰 영향 요인으로 지적되었다.

반면, 소금이 건강에 미치는 영향은 사람에 따라 차이가 있었다. 고혈압의 영향 요인은 음주, 나이, 체중이었지만 그 가운데 체중 증가가 큰 요인이었다. 과일과 채소를 먹으면 혈압은 낮아진다고 권장했고, 이 결과는 고혈압의 예방법으로 체중 감소를 지적했다.

그러나 현대 의학은 소금의 과다 섭취가 고혈압, 혈관 질환을 유발한다고 주장한다. 과다한 섭취는 혈중의 나트륨 농도를 높여 삼투압으로 세포 수분이 혈관으로 빠져나가 혈류량이 증가시킨다. 따라서 고혈압이 되면 혈관 손상으로 심장질환이나 뇌혈관질환을 일으킨다고 설명한다.

그러나 나트륨의 과다 섭취가 고혈압, 혈관 질환을 일으키는 메커니즘은 사실이 아니다. 인체의 세포막에는 나트륨과 칼륨의 양이온 펌프가 많다. 나트륨이온은 세포 밖으로, 칼륨 이온은 안으로 교환된다. 나트륨과 칼륨 균형은 항상성으로, 과다하면 소변으로 배출되는 것이다.

일본 고베 대학 약학부는 생쥐를 두 그룹으로 조사했다. 1개월간, 한 그룹은 정제염, 한 그룹은 천일염을 섭취시켰다. 연구 결과, 정제염을 섭취한 그룹은 나트륨을 거의 배출하지 않았고, 천일염을 섭취한 그룹은 소변에 나트륨이 배출되었다. 천일염의 칼륨(K)은 과다한 나트륨(Na) 배출의 대사 작용을 한다.

따라서 소금은 고혈압의 원인이 아니다. 한편, 미국 심장연구소는 고혈압의 원인이 설탕이라는 연구 결과를 발표했다.[3] 세계 각국의 수집된 자료로 유의도 검증의 메타분석에서, 고혈압의 원인은 소금이 아니라 설탕이라는 결론을 내렸다.

그 메커니즘은 포도당과 자당의 뇌 시상하부에 미치는 영향으로 심장 박동 수를 높이고 고혈압을 유발한다. 또 물질대사에서 과다한 포도당은 인슐린 영향으로 당뇨병 위험이 커진다고 설명했다. 이처럼 원인도 없이 소금을 설탕처럼 가공하여 변질하는 것이다.

## 소금 치료

오늘날 슈퍼박테리아가 문제가 되고 있다. 2019년 WHO는 항생제 저항성(antimicrobial resistance, AMR)을 세계 10대 건강을 위협하는 요소로 선정했다. AMR은 항생제 사용으로 생긴 세균 내성으로, 더 이상 항생제로 치료 효과가 없다. [1]

질병 치료에 항생제를 사용하고 있다. 항생제는 결핵, 폐렴, 염증 등 세균성 감염질환의 치료에 이용된다. 그러나 항생제 내성으로 세계에서 사망자는 연간 100만 명에 이르고, 2050년에는 1천만 명에 이를 것으로 예상을 하고 있다.

항생제는 세균의 세포벽 합성 방해, 단백질 합성 방해, 세포막 파괴 작용을 일으킨다. 그러나 세균은 유전적 다양성으로 돌연변이를 일으킨다. 항생제를 사용하지만, 살아남는 개체끼리 피하는 방식으로 진화를 하고 있다.

진화는 세균 고유의 특성으로 저항하는 유전자 다양성을 획득한다. 이 저항성 세균을 슈퍼박테리아라고 한다. 이 과정은 일정한 내성이 아닌, 유전자 비율의 상승이나 유전자의 돌연변이의 저항성이다.

항생제 내성균의 발생, 확산, 내성률은 항생제 사용과 관련이 있다. 따라서 항생제 사용을 줄여야 하나 현실은 여의치 않은 것이 문제가 된다. 면역 저하 환자, 고령자의 증가는 항생제 사용을 줄이기가 쉽지 않다.

폐렴에 사용하는 반코마이신(vancomycin)은 다제내성균 치료제이다. 그리고 세균 내성이 없을 것으로 판단되었지만, 1988년 내성균이 처음

발견되었다. 장알 세균은 인체의 장에서 사는 둥근 모양의 세균이다.

그리고 동물과 어류의 치료와 예방 목적으로 항생제를 사용한다. 특히 테트라사이클린의 오레오마이신(aureomycin)은 병아리를 빠르게 성장시켜 상업적으로 이용하고 있다.[2] 치료와 예방 목적이 아닌 성장 촉진제로 사용되고 있다.

이러한 항생제 사용은 1950년대 이후 빠르게 증가하여 인간에게 내성균이 나타난 배경이 되었다. 스웨덴은 유럽에서 처음으로 1986년 성장촉진제의 항생제 사용을 금지했다. 특히 동물 사육에서 밀집 환경은 항생제를 많이 사용하게 되었다.

어류에 사용하는 항생제도 늘고 있다. 항생제 농축의 양식 생선을 인간이 섭취하면서 문제가 되었다. 인체 환경에서 미생물은 항생제 적응과 돌연변이종을 만드는 배후가 된다.

따라서 약 복용과 항생제를 사용해도 질병에 효과가 없다. 항생제 내성으로 병원균이 죽지 않는 내성률은 그 비율이 해마다 높아지고 있다. 특히 한국은 감기에도 항생제를 처방하기 때문에, 60%의 내성률을 보인다. 질병이 발생해도 듣는 약이 없는 환경을 만들고 있다.

치료 대안은 있다. 과거부터 자연 항생제로 소금을 사용해 왔다. 소금은 박테리아, 바이러스, 곰팡이를 죽인다. 세균 염증은 소금의 염 부족 현상으로 질병이 되고 있다.

자연 함성, 즉 소금기 많은 지렁이, 학, 주목은 질병 없이 오래 사는 생물 종이다. 함성이 강하면, 체온도 오른다. 소금은 열을 내기 때문에 바닷물도 얼지 않는다. 소금은 세균, 바이러스, 곰팡이도 살 수 없는 환경을 만든다.

일본 면역학자 아보 도오루는 체온이 1도 오르면, 면역력은 5배로 증가한다고 설명한다.[3] 체온이 1도 낮아지면, 면역력은 30% 감소해 질병 현상을 유발한다. 따라서 체온을 높이는 원적외선 방사의 용융 소금과 죽염은 질병 치료에 도움이 된다. 인체 면역 시스템에서 소금의 면역 기전은 치료의 기본이다.

# 5장

# 햇볕 면역

## 햇볕, 생체리듬

태양 에너지는 생명의 근원이다. 인간 유전자의 43%는 전사인자의 생체리듬을 가지고 있다.[1] 인체는 생체리듬에 따라 유전자 발현이 바뀌고 그 영향을 받는다. 따라서 과학자들은 생체리듬에 따른 의학, 약학, 부작용 효과를 연구하고 있다.

유전자는 생체시계로 암, 알츠하이머, 고혈압, 당뇨병, 심장질환, 비만 질병과 연관성을 가지고 있다. 그리고 세계보건기구는 필수 의약품을 생체시계 조절의 분자 경로를 표적으로 한다.

특히 의약품은 투여 시점에 따라 약효가 다르다. 진통제, 혈압약, 암 치료제 등은 약물의 반감기는 6시간 이하가 대부분이다. 그리고 혈압약은 저녁 시간에 복용할 때, 효과는 60% 높게 나타났다.[2]

인체는 생체리듬으로 움직이고, 시간과 계절에 따라 달라진다. 중국의 전통 의학에 따르면, 시간대마다 인체 기관의 움직임이 다르고, 허파는 오전 3시~5시에 가장 기운이 강하다. 식사 시간, 성관계, 수면 모두 생체리듬에 맞추고 있다.

현대 의학은 전통 의학을 비과학으로 치부하지만, 전통 의학은 생체리듬에 맞추어 약물을 사용한다. 화학요법도 분열 세포를 표적하고 있지만, 정상 세포도 죽이고, 식욕 감퇴의 부작용도 일으킨다. 또 교란된 암세포는 시간과 관계없이 무작위의 무한 증식을 한다.

생쥐 실험에 안트라사이클린을 투여하고 생존율, 체중 감소, 백혈구의 변동을 평가하는 실험을 했다. 생쥐는 낮보다 밤에 약물 독성이 더 강하게 나타났다.[3] 여성 난소암은 오후보다 오전 6시에 약물을 투여할 때 부작용이 적었고 효과가 더 좋게 나타났다.[4]

약물을 생체리듬에 맞추어 투여하면 종양은 감소하고 생존율은 증가시킨다. 2012년 남자 환자를 대상으로 옥살리플라틴의 생체리듬 사례에서 기존의 약물 투여보다 생존 기간이 평균적으로 3개월이나 길었다.

방사선요법에서 암은 오후보다 오전에 탈모 현상이 적게 일어난다. 머리카락은 오전에 많이 자라는 등 하루 시간 효과에 차이가 있다. 계절적인 독감 백신은 다른 시간대보다 오전 9시에 항체가 더 많이 생성되었다.[5]

그리고 측정 시간에 따라 의학 검사 결과도 다르게 나타난다. 병원에서 고혈압을 측정할 때 24시간에 걸쳐 측정한다. 인체 조직에서 생체리듬을 고려할 때, 하루 중 효과(time of day effect)가 질병, 약물, 치료 효과에 나타나는 현상이다.

1800년대 나이팅게일은 환자에게 깨끗한 산소, 햇볕의 필요성을 지적했다. 하지만, 현대 의학의 병원 시설은 고려하지 않는다. 작은 창문에 밤낮 구분 없이 컴컴한 실정이다. 캐나다에서 실시한 심근경색환자의 대상 연구에서 회복 중인 환자는 밝은 시설의 사망률이 7%가 낮았고, 어두운 병실의 사망률은 12%가 높았다.

동물도 이러한 차이가 나타난다. 심근경색 후 심장의 위험 상태를 파악할 수 있다. 생쥐에게 모의 심근경색을 일으킨 뒤, 정상의 빛 주기와 교란된 빛 주기로 나누어 회복 실험을 했다. 실험 결과, 심장에 모인 면역세포의 수와 종류, 흉터 조직의 양, 생존율의 차이가 현저하게 나타났다.

하루 주기 리듬이 교란된 생쥐는 심장 손상이 커, 사망할 가능성도 크다. 인체는 강한 하루 주기 리듬을 지닌다. 혈압은 수면할 때 낮다가, 기상하면 오른다. 그리고 혈관 수축과 심장을 뛰게 만드는 아드레날린 호르몬도 분비된다.

인체의 생체리듬은 면역체계에 영향을 미치고 있다. 따라서 낮에는 더 밝게, 야간의 수면 시간은 어둡게 만들어야 한다. 생체리듬을 방해하지 않으면, 생체리듬으로 안정을 찾고 건강 회복 속도를 높일 수 있다.

## 햇볕 기능과 건강

인체의 생체리듬은 태양이 빛나는 주간에 활동하고 야간에 휴식하는 프로그램이다. 멜라토닌은 송과선에서 분비되는 활동 조절 호르몬

으로 어두운 시간에 생성되고, 빛에 노출되면 중단되는 특성이 있다.[1]

멜라토닌은 인체의 하루 주기 리듬에서 핵심적인 역할을 한다. 2006년 〈Investigational Drugs Current Opinion〉의 보고서에서, 멜라토닌은 감염, 염증, 암, 자가 면역에 대항하는 역할을 하는 것으로 밝혀졌다. 2005년 내분비 연구에서도 자외선으로 인한 피부세포의 손상을 억제했다.

멜라토닌은 여름보다 겨울에 많이 생산되는 호르몬이다. 빛의 가용성으로 계절적 변화가 일어난다. 아침 햇살로 분비되는 멜라토닌의 리듬 단계 향상은 불면증, 월경 전 증후군, 계절 정서 장애(SAD)에 효과적으로 작용한다.

멜라토닌 전구체인 세로토닌도 햇볕의 영향을 받는다. 낮에 생성되는 세로토닌은 어둠 속에서 멜라토닌으로 전환된다. 높은 멜라토닌 수치가 긴 밤에 해당한다면, 높은 세로토닌 수치는 긴 낮을 반영하고 있다.

적당히 높은 세로토닌 수치는 긍정적인 기분을 만들어 차분하고 집중된 정신 현상을 나타낸다. SAD는 낮 동안 낮은 세로토닌 수치와 야간 멜라토닌의 위상 지연과 관련이 있다. 포유류의 피부세포는 세로토닌 생성과 멜라토닌 변환으로, 많은 피부세포에서 세로토닌과 멜라토닌 수용체가 발현되고 있다.

오늘날 실내 활동과 늦게까지 지내는 생활로 야간 멜라토닌 생산이 견고할 수 없다. 러셀 레이터(R. J. Reiter)는 여름날 야외 빛은 실내보다 천 배 이상이나 밝다고 밝혔다. 실내에서 주기적으로 야외에 나가는 습관과 어두운 곳에서 잠을 자려는 습관은 필요하다. 이것은 멜라토닌의 리듬으로 기분, 에너지, 수면의 질을 높인다.

호모 임무누스, 면역 인류

태양은 비타민 D 생산의 촉진 경로와 다른 자외선의 매개 효과가 있다. 적외선 UVA, UVB에 노출이 되면, 시토카인(TNF-α, IL-10)의 상향 조절과 T 조절 세포의 활성으로 면역 억제 효과가 나타난다. 이 메커니즘으로 자가 면역질환의 예방에 도움이 될 수 있다.

햇볕에 노출되면, 피부 멜라닌세포와 각질 세포에서 알파-멜라닌사이트 자극 호르몬(α-MSH)을 방출된다. 2005년 한 Cancer Research에서, α-MSH은 자외선으로 DNA 손상 제한과 유전자 복구의 증가로 흑색종 위험을 현저히 감소시켰다.

자외선 UVA와 UVB 반응으로 방출되는 칼시토닌 유전자와 관련, 펩타이드(CGRP)의 신경펩타이드는 시토카인 분비의 면역 유도와 면역 내성의 발달과 관련이 있다. 2007년 Photochemistry and Photobiology 보고서에서, 비만세포는 CGRP 매개의 면역 억제에 중요한 역할을 했다. 이것은 건선 같은 피부질환의 치료에서 햇볕은 도움이 된다.

신경펩타이드 물질-P는 자외선 노출 후 피부의 감각신경에서 방출된다. 이는 림프구 증식과 화학 주성은 증가하지만, 국소 면역 억제를 일으킨다. 그리고 UVR은 엔도르핀의 혈중 농도를 증가시켰다.

2003년 〈Journal of Investigative Dermatology〉는 인간의 피부 멜라닌세포가 엔도르핀 수용체 시스템을 발현하고, 2005년 〈Molecular and Cellular Endocrinology〉에서, 피부 색소 시스템은 피부의 스트레스 반응으로 햇볕이 건강에 도움이 된다고 하였다.

## 햇볕의 비타민 D 합성

오늘날 인류는 실내에서 보내는 시간이 대부분이다. 자외선의 노출은 적어졌고 따라서 인류는 비타민 D 부족을 경험하며 만성 질환의 원인이 되고 있다.

인체의 비타민 D 역할은 칼슘과 인의 흡수와 대사 과정에서 뼈와 관련이 많다. 그리고 뼈의 성장과 유지에도 중요하게 작용하고 있다. 인류는 지구 위도가 높아질수록, 비타민 D 생성을 위해 흰 피부색으로 진화되었다. 이것은 인류의 건강에서 중요한 역할을 한다.

인체는 햇볕을 받아 비타민 D를 생성한다. 음식 섭취만으로 비타민 D 양의 절대 부족 현상이 나타난다. 미국의 홀릭(M. Holick) 박사는 비타민 D의 하루 권장량으로 1,000IU가 필요하다고 주장한다. 음식으로 섭취하는 양은 하루 200IU 정도로, 나머지는 보충해야 한다는 것이다. 따라서 비타민 D를 보충하려면 햇볕을 쬐어야 한다.

비타민 D의 부족은 뼈 기형과 뼈가 부러지는 구루병 발생의 원인이다. 구루병은 햇빛 노출의 부족이나 영양 부족이 원인이다. 오늘날은 충분한 영양 섭취로 비타민 D가 크게 개선되었으나, 미국에서 모유 수유한 흑인 신생아는 가끔 구루병에 걸린다. 흑인은 피부 멜라닌세포의 자외선 차단으로 비타민 D가 충분하게 합성되지 못하기 때문이다.

오늘날 사람들은 햇볕에 피부가 탄다고 차단제를 사용하고 있다. 비타민 D의 효과를 보려면, 중위도에 사는 거주민은 차단제 없이 20분 정도 햇볕을 쬐어야 한다. 그러나 햇볕 투과력은 피부색에 차이가 있어 검은 피부는 더 많이 노출하여 효과를 보아야 한다.

호모 임무누스, 면역 인류

햇볕의 비타민 D는 위도, 피부색, 계절에 따라 다르고, 대기의 오존 농도에 영향을 받는다. 따라서 햇볕 노출의 기준에서 차이가 있다. 햇볕의 과다한 노출은 자외선의 엽산 파괴로 피부암을 발생시킨다. 그리고 피부가 빨갛게 되는 것은 보호 반응이므로, 적당한 노출로 비타민 D를 만들어야 한다.

1990년대 미국에서 실시한 국민건강조사에서, 45%가 충분한 혈중 비타민 D를 유지했다. 그러나 10년 후 22% 낮아졌다. 한국의 국민건강조사에서도 5%만 충분한 혈중 비타민 D 농도를 유지했고, 매년 혈중 농도는 계속 줄어드는 것으로 나타났다.

비타민 D라는 중요한 영양소가 부족하면 질병 발생률이 증가한다. 1980년 미국 세드릭 갈랜드(C. Garland)의 암 발생 사망률 지도에서 자외선의 노출이 가장 많은 남서부 지역의 대장암 사망률이 가장 낮았다.[1] 비타민의 $D_2$는 식물, $D_3$는 동물에 많고, 비타민 $D_3$는 콜레칼시페롤(cholecalciferol)로 사람에게 중요한 역할을 한다.

최근 연구에 의하면 비타민 D의 공급으로 유방암과 대장암을 예방할 수 있다. 그리고 암 환자도 비타민 D를 충분히 공급하면, 생존율도 높아진다. 비타민 D는 위암, 식도암, 폐암, 갑상선암의 발생을 낮추는 것으로 밝혀졌다.

비타민 D는 면역 기능에서 중요한 역할을 한다. 생쥐에게 자외선을 쪼여 피부세포에서 항균물질을 생성하도록 유도하고, 비타민 D는 대식세포를 활성화했다.[2] 결핵 요양원에서 환자들에게 햇빛 노출은 중요한 치료법이 되고 있다.

그리고 알레르기 질환, 아토피피부염, 천식 환자는 비타민 D의 혈중 농도가 낮은 것으로 보고되었다.[3] 또 비타민 D가 부족하면, 고혈압과 대사증후군도 높게 나타났다.[4] 특히, 비타민 D의 부족은 우울증이 발생하고 사물 인지력을 떨어뜨리고 근육도 약하게 만든다.

자가 면역질환으로 다발성 경화증은 뇌와 척수에서 신경을 공격한다. 최근 다발성 경화증의 발생 빈도 메타분석에서, 적도 기준으로 위도 1도 차이에서 인구 10만 명당 약 4명씩 환자가 증가한 것으로 나타났다. 그리고 소년기와 청소년기에 햇빛을 적게 노출했던 사람은 3배나 높았다.[5]

비타민 D는 인체에서 뼈와 치아 유지, 면역세포, 상처 회복에 관여하고 있다. 심장과 췌장 세포에 비타민 D의 수용체가 있어, 비타민 D 결핍은 심장병과 당뇨병의 원인이 된다. 따라서 햇빛은 비타민 D의 생성으로 중요한 건강 지표가 되고 있다.


## 햇볕의 혈압 조절

사람들은 햇볕이 인체에 해롭다고 생각해 왔다. 피부과 의사들도 햇빛은 나쁘다고 말한다. 햇볕이 피부암의 위험 인자임은 부정하지 않는다. 그러나 피부가 일산화질소를 생산한다는 사실이 있다.

피부세포에는 일산화질소 생산과 저장으로 많은 양이 비축되어 있다. 그리고 햇볕을 받으면 활성화되어 혈압을 낮추고, 겨울보다 여름에 혈압은 더 낮게 나타난다.[1] 고위도 지역에 심혈관 질환자 비율이 높은 것도 그 이유이다.

영국에서 여름에 약 20분 동안 햇볕에 노출하면, 혈압이 떨어지고 실내에 들어와도 그 상태가 유지된다.[2] 햇볕의 일산화질소 생성과 활성으로 얻는 혜택은 혈압만이 아니다.

실험에서 고지방식 생쥐에게 정기적으로 자외선을 가하면, 체중을 증가시키는 대사기능의 억제 현상이 나타났다. 그리고 일산화질소 생성을 차단하면, 보호 효과도 차단되는 효과가 나타났다.

일반적으로 일산화질소는 남성의 성 기능 강화와 상처 치유에도 관여한다. 특히 면역 반응의 억제 세포도 일산화질소에 반응한다. 따라서 햇볕과 피부세포의 상호 작용으로 나쁜 결과를 초래하는 흑색종에 관해 연구하고 있다.

1990년 흑색종과 유방암 관련하여 위험 요인 분석으로 연구가 시작되었다. 유방암 발병이 없는 여성 약 3만여 명을 모집하여 건강과 습관을 파악하고 정기적으로 건강 상태를 분석하였다.

질문으로 햇볕을 쬐는 습관으로 햇볕 노출의 회피, 적당한 햇볕의 노출, 적극적인 햇볕 노출 집단으로 세 부류로 나누었다. 20년이 지난 후 분석 결과에서, 적극적으로 햇볕 쬔 여성은 회피한 여성보다 기대수명이 1~2년 더 길게 나타났다.

그리고 햇볕 노출의 회피 여성은 적극적으로 노출한 여성보다 사망률이 2배나 높았다. 적당한 햇볕의 노출 여성은 그 중간으로 나타났다. 그리고 기대수명에서 햇볕을 회피하는 습관은 흡연 습관과 맞먹는 수준의 영향을 미쳤다.[3]

이 사실은 낮은 비타민 D 농도가 짧은 기대수명과 관련되는 연구와 일치했다. 그리고 햇볕의 인체 효과에 미치는 상관관계에서 유의한 관계가 있다. 비타민 D 농도가 햇볕에 얼마나 노출되었는지 건강의 단순

지표로 작용할 수 있다.

따라서 비타민 D가 사망 예방의 효과, 즉 햇볕을 회피한 집단의 기대 수명이 감소한 이유로 당뇨병, 자가 면역질환, 만성 폐 질환, 심혈관질환에 따르는 위험의 증가가 나타났다.

햇볕이 건강에 미치는 영향은 중요하다. 겨울에 햇볕을 충분히 받지 못하는 지역 사람은 비타민 D 보충제로 보충할 수 있다. 그렇지만, 1년 내내 햇볕이 제공하는 충분한 양은 대신할 수 없다.

따라서 인류 건강에서 햇볕 노출은 중요하다. 그리고 인류가 수십만 년 진화해 왔듯이, 태양은 질병 예방과 수명의 연장 효과로서 건강 요인이 되었다. 그러한 결과는 혈압 조절의 치료에 대안적인 혜택이다.


## 햇볕의 근시 치료


햇볕은 건강한 시력을 위해 꼭 필요하다. 60년 전, 중국 인구의 근시율은 20% 이내였다. 그러나 오늘날 중국 도시 아이들의 근시율은 90%에 달하고 있다. 이처럼 아이 때 시작되는 근시(Myopia)가 사회적인 문제가 되고 있다.

근시가 문제가 되는 것은 교과서에서 유전 요인으로 지적하지만, 계속해서 많이 늘어난다는 점이다. 이 현상을 자연선택으로 설명하지 못하고, 또 근시가 안경을 쓰면 단순 해결되는 문제가 아니라 성년기 실명의 원인이 되고 있다.

아시아 국가의 아동 근시율의 조사에서, 만 7세 아동의 근시 비율은 호주가 1%, 싱가포르는 30%에 달했다.[1] 유전 요인으로 호주에서 성장한 중국계 아이들의 근시 비율은 3% 이내였다.

따라서 근시율 문제는 아이들의 햇볕에 노출하는 시간의 차이에서 발생한다는 점이다. 조사에서 호주 아이들은 하루 야외에서 5시간을 보내고, 싱가포르 아이들은 30분 남짓의 시간을 보내고 있었다.

자연광, 즉 햇볕의 보호 효과 이론은 여러 동물의 연구에서 밝혀졌다. 병아리를 빛이 약한 곳에서 키웠을 때 근시율이 높게 나타났지만, 자연광에서 키우자 근시를 예방하는 효과가 나타났다.

근시는 물체를 볼 때 빛의 굴절 이상으로 망막보다 앞에서 초점이 맺는 현상이다. 빛이 망막에서 도파민 분비를 자극하고, 도파민은 눈에서 길어지는 것을 막는다. 망막 도파민은 하루 주기 리듬의 통제를 받아, 낮의 분비는 밤에 낮 시야의 전환이 된다.

따라서 낮에 햇볕을 쬐지 않으면, 주기 리듬의 교란으로 시력 성장이 지체되는 결과를 초래한다. 이후 연구에서도 밝은 햇볕에 자주 노출했을 때, 근시 보호 효과가 나타났다.

이 결과를 통해 알 수 있는 것은 아동교육과 근시의 영향을 고려할 때, 악화의 원인은 공부 잘하기를 바라는 부모의 욕심이라는 점이다. 공부하기를 바라는 부모의 생활습관이 아이들의 시력을 박탈하는 것이다.

근시는 아시아만의 문제가 아니고 세계적인 문제가 되고 있다. 영국과 미국도 1960년 이후 근시율이 2배 늘었고, 현재도 계속하여 증가하고 있다. 유럽도 2050년이면 근시율이 50%에 이르고, 북미도 58%에 달할 것으로 예상한다.

근시가 시작되면 사춘기까지 진행된다. 시작 시점을 몇 년 더 늦추면, 심각한 근시와 위험 수치를 크게 낮출 수 있다. 따라서 해결책은 단순하게 자연광으로 근시를 보호하는 효과가 있는 것이다.[2]

실험으로 무작위 6개 학교를 선택, 만 6~7세 아이들에게 매일 의무적으로 40분간 야외 수업을 했다. 또 다른 6개 학교를 대조군으로 설정했다. 두 집단의 3년 후 근시율은 야외 수업을 한 집단은 30%, 대조군 집단은 40%로 나타났다.

또 미국의 연구에서 실외 스포츠 활동을 일주일 10~14시간 실시한 아이들은 5시간 이내 실시한 아이들보다 근시율이 절반에 그친 것으로 나타났다. 대만 정부도 휴식 시간의 교실 비우기 정책을 시행했다. 매일 80분 동안 실외에서 보낸 학생들의 근시율은 절반으로 줄어든 것으로 나타났다.

인류 생물학에서 햇볕과 비타민 D의 건강 효과와 태양 영향 효과의 중요성을 깨닫기 시작했다. 햇볕을 많이 쬐는 것을 해롭게 생각하지만, 태양이 주는 인체 메커니즘을 모를 뿐, 햇볕을 쬐는 것으로 근시 현상을 치료할 수 있다.

## 햇볕 치료

루푸스(lupus), 백 년 전 피부 결핵으로 무서운 질병이다. 얼굴 가운데 세균으로 통증 없는 갈색 염증이 생겨 주변으로 퍼지고, 늑대가 살을 파먹은 것처럼 궤양으로 변한다. 1850년대에는 치료법이 없어 쇠로 달구어 감염 부위를 태우는 방법이 최선이었다.

햇볕을 유리 렌즈로 집중하고 물 채운 관을 통과시켜 냉각된 자외선을 환자 얼굴에 비추면 살을 파먹은 세균이 죽었다. 이것은 닐스 핀센 (N. R. Finsen) 치료법으로 햇볕의 치료 시대를 열었고 그 혜택은 현재까지 이어지고 있다.

닐스 핀센은 어린 시절 피크병(Pick's disease)에 걸렸다. 빈혈과 피로 현상이 나타나고 햇볕을 쬐면 몸이 좋아졌다. 간, 심장, 지라의 지방 대사 이상으로 기능 장애를 일으키는 질병이다. 의과대학을 다니며 동식물의 햇빛 효과를 확인하고, 관련된 문헌을 연구했다.[1]

나이팅게일은《태양 치유력의 간호 노트》에서 햇볕의 치료 효과를 기술했다.[2] 환자를 돌보며 신선한 산소 다음으로 햇볕이 중요했다. 병원의 닫힌 컴컴한 방은 환자에게 도움이 되지 않았고, 필요한 것은 조명이 아니라 햇볕의 직사광선이었다.

식물이 햇볕을 향하는 것처럼, 환자도 햇볕을 좋아했다. 햇볕은 환자에게 대단히 중요해 가능하면 해가 질 때까지 직사광선을 받도록 했다. 고대 바빌로니아인, 그리스인, 로마인도 치유력이 있는 햇볕 효과를 강조해 왔다.

설탕물로 실험을 했다.[3] 한쪽은 햇볕을 받았고, 한쪽은 햇볕을 가렸다. 햇볕을 받은 시험관은 맑았고, 햇볕을 가린 시험관은 탁하고 냄새까지 풍겼다. 햇볕의 살균 효과가 나타난 것으로, 세균학자 코흐(R. Koch)도 햇볕으로 세균을 죽인다고 저술했다.

항생제를 사용하기 전, 햇볕을 의학에 처음으로 응용한 사람이 핀센이다. 장치를 이용하여 햇볕의 피부가 타는지 실험했다. 그리고 인공

조명을 개발하여 결핵 궤양이 있는 기술자를 고용하고 햇볕으로 치료했다.

햇볕 치료를 받은 피부 결핵 환자의 83%가 완치되었다. 화학적 빛(chemical light)은 청색광, 자색광, 자외선이었다. 햇볕이 결핵균을 치료한다고 판단했지만, 실험에서 자외선(UVB)을 집중시키면 포르피린(porphyrin) 반응의 산소 자유기 물질이 세균을 죽인다는 사실을 처음으로 확인했다. [4]

결핵은 피부, 허파, 뼈, 관절 부위에 감염된다. 척추 기형이 되면 뼈, 엉덩이 관절이 퇴색되어 절뚝거린다. 롤리에르(A. Rollier)는 저서 《일광요법》에서 해발이 높은 곳의 산소는 여름에도 뜨겁지 않고, 겨울은 춥지만 따뜻한 햇볕 노출로 치유 효과가 있다고 적었다.

햇볕의 자외선으로 체내의 결핵 원인균을 죽이지 못한다. 미국 알프레드 헤스(Alfred Hess)는 햇볕의 살균 효과로 구루병을 치료했다. 자외선을 쬔 소고기를 구루병 쥐에게 먹이면 치료된다는 사실을 발견, 그 치유 인자는 바로 비타민 D였다.

햇볕의 결핵 치료로 비타민 D가 면역세포에 도움이 되었다. 대식세포는 비타민 D의 비활성 전구물질을 활성화했다. 면역세포는 카델리시딘(cathelicidin) 항균물질을 분비하여 세균의 살균하는 효과는 결핵과 다른 흉부 감염도 억제했다. [5]

태양 치료는 질병의 치료제로 칭찬을 받았다. 1929년 빅터 데인(V. Dane)은 저서 《햇빛 치료》에서 태양은 치료제 중에서 최고, 만병통치약으로 평가했다. 그리고 햇볕 치료가 주류의학으로 진입하면서 선텐(suntan) 패션이 유행했다.

햇볕 치료가 만병통치약은 아니다. 1923년 의학 전문지 〈랜싯〉의 한

논문에서, 허파 결핵의 치료 효과가 실망스러워 의사들의 기피 현상을 평가했다. 그러나 광선요법은 건선, 아토피 피부염 치료에 사용되고 있다.

오늘날 항생제 내성을 우려하는 환경에서 햇볕의 살균 치료에 관심이 많다. 병원은 표면 살균과 공기 정화를 위해 UVC 장치를 사용하고 있다. 최근 논문에서 UVC 장치가 약물내성을 가진 슈퍼박테리아 감염을 30% 줄였다는 보고도 있다.

# 2부

# 인체 면역

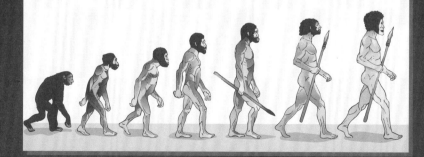

# 6장

# 인체 환경

## 인체의 자연치유력

바닷물은 오염되지 않는다. 인체는 세포 바다의 상호 작용으로 혈액이 순환하고 기관의 효율적인 운용으로 움직이는 생명 시스템이다. 다세포 조직은 생명을 위한 거대하고 완벽한 시스템이다.

인체에서 100조 개의 세포는 다양한 기능을 수행한다.[1] 호흡 조절 세포, 면역조절 세포, 노폐물 처리 등 각 세포는 각각 제 역할로 공동 목표를 위한 협력 시스템이다. 이 기능은 산소와 포도당으로 에너지를 만드는 것에서 시작한다.

세포는 산소 호흡의 에너지를 생산한다. 세포는 인체 기능을 위해 에너지인 ATP가 필요하다. ATP가 공급되지 않으면 인체는 제 기능을 하지 못한다. 따라서 세포는 산소와 영양의 지속적인 공급으로 유지, 보수, 재생을 위한 에너지를 생산한다.

그리고 안전한 영양 공급과 노폐물의 독소 제거는 기본이다. 여건이 좋지 않으면 기능이 저하되고 면역 기능의 이상으로 질병이 발생한다. 세포는 에너지원으로 산소 호흡의 ATP를 만들어 사용하고 있다. 그리고 적혈구는 헤모글로빈으로 산소 공급과 이산화탄소를 배출하는 역할을 한다.

면역세포는 인체 기능을 조사하고 이상 세포를 찾아 제거한다. 암세포는 포도당을 다량 필요로 한다. 건강 세포도 에너지가 공급되지 않으면 항상성을 무너뜨린다. 따라서 암세포는 에너지 효율이 낮은 무기한 무산소의 발효 대사를 한다.

무산소의 발효 과정은 산소를 사용하지 않는다. 무산소 호흡은 에너지의 비효율성으로 글루타티온 과산화 효소나 과산화수소 분해 효소의 보호 역할을 하는 항산화 효소 기능을 억제한다.

암세포는 생존 기전으로 신생혈관을 만들어 영양을 공급한다. 암세포의 혈관신생은 생존의 필수적인 과정이다. 따라서 종양 세포의 혐기성 대사는 암세포의 부차적 현상이 아니라, 필수 요건이다.

파울 시거(Paul G. serge)는 암의 원인으로 세포질 이론을 처음으로 제시했다. 인체 에너지를 만드는 세포질의 미토콘드리아는 세포가 이상 세포로 바뀌는 플랫폼 역할을 한다. 따라서 호흡연쇄에서 정상적으로 호흡하는 세포가 무산소 호흡으로 바뀌는 것이다.

1938년 시거는 호흡 과정에서 시토크롬 산화 효소가 활성화되지 못하는 사실을 발견했다. 그리고 호흡 손상에서 악성 종양으로 변한 대사 결함을 효소의 사용으로 활성화, 건강한 세포로 되돌리는 과정을 증명했다.

주얼슈나이즈(Serge Jurasunas)는 호흡에서 미토콘드리아의 시토크롬 호흡 효소가 산소 90%를 처리한다는 사실을 발견했다. 미토콘드리아

는 생물학적 산화제의 도움을 받지 못하면 많은 양의 산소를 확보하지 못한다.[2]

1966년 오토 바르부르크(O. H. Warburg)는 질병 원인으로 저산소 현상을 발견하고, 정상 세포가 산소 호흡에서 발효 과정으로 바뀐다고 발표했다. 이것은 호흡하는 세포의 손상 결과로서 종양이 되는 것이다.[3]

1950년대 가스통 나상(Gaston Naessen)은 모든 동식물에 존재하는 소마타이드를 혈액에서 발견하고 생명의 기원으로 설명했다. 그리고 사이클의 형태가 변하는 과정이 질병 원인이라고 강조했다.

따라서 인간의 생활습관으로 인체 환경이 바뀌면 면역력이 약해지고, 호흡 형태도 바뀌어 질병 상태가 된다. 따라서 질병 예방을 위한 인체 환경을 개선하는 통찰력이 요구된다.


## 자연 현상, 인체의 구조


자연은 사람을 인지하는 질서와 인지하지 못하는 질서가 있다. 자연의 상호 작용으로 만들어진 숨겨진 질서는 복잡계(implicate order)이지만, 고도 질서를 이루는 자기 조직화 기능이 있다.

카오스(CHAOS)는 불규칙한 혼돈으로 보이지만, 숨겨진 내면에는 고도의 질서가 있다. 초기 상태를 지속하려는 의존성으로 시간적인 의미가 존재한다. 해안선은 지리적으로 무한하지만, 카오스는 크고 작은 규모의 원래 모습으로 닮아 가는 자기 유사성(self similarity)을 가지고 있

다.[1]

인간은 자연 모습을 표현하기는 쉽지 않다. 그러나 모든 모습에서 반복적으로 나타나는 특정의 프랙탈(fractal) 현상으로 표현한다. 나무 형태의 프랙탈은 자기 유사성으로 뿌리, 바위 조각, 꽃잎, 이끼류, 강줄기, 창문 성애 등 모든 곳에서 형태로 나타난다.

자연 카오스와 프랙탈의 동일 구조는 반복 현상이다. 다시 말해 카오스와 프랙탈은 자연 이론이다. 하나는 대수적으로, 또 하나는 기하학으로 표현한 것에 지나지 않는다.

인체도 기본적으로 프랙탈의 구조이다. 인간이 진화하며 선택한 것으로, 예를 들면 에너지와 물질 확산에서 더 효과적이다. 전기 작용을 하는 심장을 일정하게 조절할 때 더 효과적이다. 혈관에서 산소와 영양분 배분, 노폐물의 제거에서 효과적이다. 소화 기관과 비뇨 기관의 흡수, 배분, 수송에서도 효율적으로 작용한다.

이 구조는 인간이 최소 노력으로 최대 효과를 보려는 최고의 자연선택이었다. 그리고 기능도 프랙탈 구조를 하고 있다. 심장 박동의 시계열을 확대하거나 축소하면, 유사한 패턴을 보인다는 점에서 알 수 있다.[2]

인체의 숨겨진 질서에는 수많은 기능이 작용하고 있다. 인체는 신경계와 호르몬을 이용해 정보를 전달한다. 그 작용은 보이지 않는 파동이다. 동양철학에서 인체 내 경락과 경혈은 미세 파동으로 세포에 전달된다는 사실에서 의학의 본질을 엿볼 수 있다.

1977년 노벨상 수상자 프리고진(Ilya Prigogine)은 무질서한 분자가 에너지 공급으로 임계점에서 질서를 찾는 과정은 새로운 창조라고 역설했다. 새롭게 나타난 구조는 산알 구조의 자기 조직화 현상은 자연 그대로 모습이라고 설명했다.

인체에서 효소는 반응속도를 증가시키는 촉매 역할을 한다. 그러나 여러 종류의 효소를 한곳에 모으고 자극을 주면, 평행 시스템으로 유도되어 효소가 효소를 만드는 특이한 현상이 발생한다.

이러한 자연 현상은 인체의 자연치유력으로 작용한다. 암세포는 매일 수만 개 이상이 발생하지만, 면역세포가 이를 인지하고 없애는 작용을 한다. 질병의 생리학적, 생화학적 그리고 생물학적 인자에 항상 노출되지만, 발병률은 현저하게 낮은 것이다.

특히 피부 상처는 생화학 신호가 감지되면 혈소판 응혈 현상으로 출혈을 막아 저절로 상처가 치유된다. 선천 유전성으로 질병이 된다고 설명을 하지만, 인체 스스로 유전자를 수리하며 살아남는 현상은 보이지 않을 뿐 일상 일어나는 일이다.

인체의 자연치유 기능으로 소화, 세포 생성, 세포 수선, 독성 배출, 호르몬의 균형 유지, 글리코겐의 에너지 전환, 눈동자 조절, 혈압 조절, 체온 유지, 근육 유지 등의 모든 조직과 장기가 조절되고 있다.

살성 성인으로 아프리카에서 의사 생활의 시작과 끝을 보냈던 슈바이처도 인체의 자연치유력으로 질병을 고쳤다고 서슴없이 고백했다. 그리고 인간은 의사를 지니는 것과 같다고 역설했다.

자연계에서 진화하는 과정은 선택압력으로 행해진 무질서의 질서, 카오스와 프랙탈은 자연 본연의 작용이다. 따라서 자연, 인간, 인체 구조는 자연치유력으로 나타나는 것이다.

## 생명 현상, 항상성

인체 조절의 항상성은 생명 현상에서 가장 중요한 특성이다. 단세포에서 복잡한 동식물까지 물질대사의 모든 과정에 관여하고 있다. 따라서 항상성은 세포, 조직, 기관 전체의 유기체 수준에서 조절되는 것이다.

인체는 외부의 여러 변화를 감지하고 수용하여 내부 환경을 안정적으로 유지하고 있다. 외부 변화를 체내 환경에 맞추는 것이 항상성이다. 체액, 혈액, 체온, 산성도와 알칼리도 모든 현상을 조절하고 있다.

항상성(homeostasis)은 같다(homeo), 서다(stasis)의 합성어로 균형 상태를 의미한다. 환경 변화나 스트레스 환경에서 균형을 유지하는 능력이다. 프랑스의 생리학자 버나드(C. Bernard)는 세포 환경을 내적 환경(internal environment)으로 표현하고, 세포는 내적 환경을 조절하며 체액은 세포를 감싸는 환경으로 설명했다.

생리학자는 세포 생명과 기능에서 내적 환경의 중요성을 잘 이해하고 있다. 미국 생리학자 캐논(W. B. Cannon)은 버나드 박사의 세포 환경과 내적 환경을 보완하여 항상성이란 용어를 처음으로 사용했다.[1]

항상성은 조절 변수와 상호 의존 요소로 구성되어 있다. 수용기는 환경 변화를 감지하고 반응하는 장치로 변화가 감지되면 조절계로 정보를 보낸다. 그리고 조절계는 수준을 조절하는 범위를 결정하고 효과기에 신호를 보낸다.

그리고 효과기는 신경, 근육, 장기, 기관 반응을 유도하고 음성 피드백으로 조절한다.[2] 항상성은 신경 감각 조절, 체온 조절, 혈액 pH 조절,

삼투압 조절, 혈당 조절, 혈압 조절 등 모든 인체의 조절 기능에 관여하고 있다.

인체의 뇌는 1,000억 개의 신경세포로서, 감각기관이 보낸 정보 처리를 하는 대뇌, 자율신경계 조절의 시상하부, 근육 조절의 소뇌, 생존 유지의 뇌간 4개의 영역으로 기능을 수행하고 있다.

체온 조절의 시상하부는 36.5도에 맞추어 통제한다. 체온이 높아지면 땀 분비를 촉진하는 내분비샘에 신호를 보내 체온을 낮추고, 체온이 낮으면 신호를 보내 근육을 떨게 만들어 체온을 높인다.

생명체계는 호흡으로 에너지를 생성한다. 따라서 산소와 이산화탄소 균형은 생명의 유지 현상이다. 산소로 호흡하고, 이산화탄소를 배출한다. 산소와 이산화탄소는 폐에서 액화와 기화 상태로서 혈액으로 공급되고 배출된다.

혈액의 산소 포화도 감소, 이산화탄소 농도 증가는 심장 박동, 혈류량, 호흡 속도, 호흡량을 조절한다. 이산화탄소는 탄산수소염($HCO_3$)으로 혈액의 수소이온 농도(pH)를 조절한다. 신장은 수분과 이온 균형으로 과다한 수분과 이온은 오줌으로 배설하고, 염분과 요소도 신장으로 배출되기 때문에 항상성에서 중요한 기관이다.

혈액은 중성이지만, 호흡하면 산성이 된다. 혈액의 산성화는 효소 기능을 저해한다. 따라서 수소이온을 제거하지만, 산성화는 조절이 쉽지 않다. 체액 균형은 약알칼리 상태가 최적의 상태이다. pH가 7.3~7.4 범위를 벗어나면, 효소 기능이 저하되기 때문에 약알칼리가 되도록 노력해야 한다.

호르몬은 생체 기능을 조절한다. 과부족 없이 분비되어야 신체 기능이 정상화된다. 인체 방어기능의 항체와 백혈구는 침입한 병원체를 제거하도록 조절한다. 적혈구는 산소 운반에 맞게 수와 양을 조절하고, 산소 필요량은 운동과 활동량에 맞게 조절하고 있다.

인체의 장기와 기관은 자율신경 조절로 기능의 촉진과 억제로서 항상성이 유지된다. 활동하면 휴식하게 만들고 기능을 재생시킨다. 과로는 병적인 상태로 죽음까지 초래할 수 있어, 피로하면 휴식을 취하도록 만든다.

혈당량도 항상성으로 조절된다. 세포가 포도당을 필요할 때, 공급하면 혈당량은 떨어지고 정보를 간뇌에 보낸다. 그리고 혈당량의 요구가 있으면, 아드레날린 분비로 저장된 글리코겐이 포도당으로 분해되어 혈당은 정상으로 유지된다.

수면은 일 주기 리듬(circadian rhythm)으로 습관, 시간, 그리고 회복 기능을 수행한다. 수행에도 불구하고 지나치면, 피드백으로 항상성을 유지한다. 그러나 교란이나 내부 외부 요인이 바뀌면 항상성은 무너지고 질병이 발생하는 것이다.

인체의 항상성 부조화는 질병 현상을 초래한다. 그렇지만 항상성의 불균형, 즉 심부 체온이 높거나, 혈중의 염분 농도가 높거나, 산소 포화도가 낮아지는 등 이를 극복하는 인체 기능은 항상성 감각(homeostasis emotion)으로 대처하는 것이다.[3]

## 항상성의 불균형, 질병

인체는 자율적인 항상성으로 유지된다. 항상성이 유지되지 않으면, 불균형으로 질병이 발생한다. 따라서 항상성의 방해 요인 확인은 건강 측면에서 유용성을 제공한다. 항상성의 방해가 생리적 불균형으로 질병이 되기 때문이다.[1]

질병의 원인은 세포 장애로 퇴화(degenerations), 침착(infiltrations), 성장 장애이다. 퇴화는 세포 노화로 발생하며, 침착은 지방의 유입 장애로 혼탁 종창, 지방 변화, 글리코겐 침착과 퇴화로 나타난다.

단백질 변성으로 나타나는 혼탁 종창은 감염성 질병, 발열, 중독, 무산소, 영양실조, 그리고 신장, 간, 심장, 내분비샘의 장애로 나타난다. 지방 변화는 기아, 영양실조, 간경화, 감염성 간염, 금속 중독이고, 글리코겐 침착이나 퇴화는 당뇨병이다. 성장 장애는 암 발생, 세포 위축, 세포 비대로 나타난다.

염증은 인체의 방어 기전이다. 세포는 백혈구이며, 기관은 림프, 비장, 골수, 간 등이다. 인체가 상해를 입으면 생리 반응으로 염증과 회복의 방어기능이나 보호 반응으로 통증, 발열, 발작, 종창, 기능 상실이 나타난다.

체액과 전해질의 불균형은 대사 조절에서 나타난다. 구성 물질의 결핍이나 과다, 영양실조, 세포나 조직 그리고 기관의 비정상적인 체액 이동에서 발생한다. 수분과 염분의 불균형, pH의 불균형, 단백질과 칼로리 결핍, 혈장이나 간질액의 불균형으로 나타난다.

그리고 항상성 저해의 약물 중독은 약물 종류, 사용자 상태, 사회 환경, 사용 강도와 빈도, 기간에 따라 다르게 나타난다. 약물 중독의 시작은 사교의 가벼운 사용에서 정도를 넘으면 남용과 중독까지 빠지게 만든다.

수소이온 농도의 균형은 신장, 폐, 뇌 등 기관 기능의 건강 상태의 유지에 필수적이다.[2] 수소이온 농도의 불균형으로 산혈증(acidosis)과 알칼리증(alkalosis)이 된다. 산혈증은 수소이온 농도가 감소할 때 중추신경계를 침체시켜 혼수상태나 의식불명을 일으킨다. 반면에 알칼리증은 중추신경계의 지나친 흥분으로 신경과민, 흥분, 근육 경련, 발작을 일으킨다.

저산소 현상은 산소 결핍, 질식은 호흡기의 산소 부족으로 생명의 정지를 의미한다. 산소 결핍은 회복할 수 없는 조직 상해로, 산소가 4~5분 동안 부족하면 뇌사상태가 된다. 질식은 연기 흡입이나 충격을 받아 가슴이 짓눌리는 현상이다.

감염은 병원체 미생물의 내부 침입으로 생기는 증상이다. 감염성 질병의 원인은 바이러스, 박테리아, 진균류(fungi), 원생동물(protozoa), 기생충이다. 그리고 면역 반응과 과민 반응은 외부의 미생물이나 이물질 유입을 거부할 때 생기는 방어기전이다.

그러나 면역 반응의 결핍, 과다, 비정상, 부적합도 질병 현상을 일으킨다. 면역 결핍은 주로 감염성 질병, 에이즈, 암이 발생하고, 면역 과다는 과민 반응, 자가 면역질환, 림프종으로 나타난다.

또 건강 유지에서 영양의 균형이 요구된다. 필요 영양분을 섭취하지 못하면 영양실조를 일으킨다. 인체는 탄수화물, 지방, 단백질의 균형적인 섭취와 비타민, 미네랄, 섬유질이 필요로 한다. 영양 불균형은 수많은 질병의 원인이 된다.

인체에서 혈액순환은 무엇보다 중요하다. 혈류 흐름은 동맥, 모세혈관, 정맥, 높은 곳에서 낮은 곳, 대동맥은 정맥으로 순환한다. 혈관 경색, 혈액 혼탁, 혈압 변화, 혈액 용적, 체온 조절의 실패는 혈액의 순환 장애로써 질병이 발생하는 것이다.

지혈이 안 되는 출혈은 생명을 위험하게 만든다. 출혈은 혈관 파열, 혈소판 부족, 그리고 섬유소 융해의 결핍이나 과다가 수반된다. 출혈 과다는 헤모글로빈의 위험 수위로 생명이 위험할 수 있다.

체온은 상한으로 45도, 하한은 24도를 유지한다. 43.5도 이상이면 열사병, 35도 이하는 저체온으로 기능 장애가 발생한다. 물 치료에서 상한선은 46도, 하한선은 4도를 벗어나면, 화상이나 동상 현상으로 나타난다. 따라서 체액과 전해질의 불균형은 항상성에서 중요 영향 요인이 되고 있다.


## 자연치유력, 면역 기능


자연은 예방과 치료, 그리고 재활의 기본 치유력을 가지고 있다. 자연은 항상성 회복으로 산소, 물, 햇볕, 소금, 운동, 수면, 음식은 자연 치료제의 역할을 한다. 따라서 인간은 자연치유력, 즉 항상성으로 살아가고 있다.

질병이란 생리적인 불균형으로 감염, 통증, 충혈, 발열, 중독, 상해, 기능 항진, 균형 상실로 나타난다. 항상성의 불균형은 혈액이나 생체

검사의 수치가 정상 범위를 벗어나지만, 인체 회복은 자연치유력으로 질병을 낫게 만든다.

따라서 인체의 항상성은 질병과 치료에서 자연치유의 원리로 작용한다. 질병이란 생물학적 견지에서 항상성의 부작용으로 발생하므로 질병의 예방과 치료도 자연치유력으로 보아야 한다. [1]

인체 조절은 자연 생리의 정상 상태를 유지하는 것으로 세포는 항상성으로 작용한다. 그러나 조절 작용에서 기능 이상은 항상성 장애로 나타난다. 그리고 부분 또는 전신 작용으로, 구조와 기능 저하로 작용한다. 하지만 항상성은 조절 기능의 음성 피드백(negative feedback)과 양성 피드백(positive feedback)으로 균형을 유지하고 있다.

인체의 생리 기능 불균형은 나쁜 음성 피드백이지만, 항상성의 조절 실패는 최종 양성 피드백으로 죽음에 이른다. 항상성의 양성 피드백은 파괴력이 크지만, 대부분의 항상성은 음성 피드백으로 나타난다.

항상성의 실패로 나타난 질병 치료는 균형의 회복이다. 모든 생명체는 항상성으로 조절되고, 음성 피드백은 이상적인 상태로 회복하는 과정이다. 즉, 치료는 항상성 회복의 과정이다.

따라서 자연에서 생명은 자연치유력을 가지고 있다. 인체에서 발열은 정상 회복의 자연치유력으로 체온이 1도 상승하면, 맥박은 10회 빨라지게 만든다. 이 현상은 혈액 정화와 면역력으로, 피가 맑아 좋게 흐르게 하여 백혈구 활동을 원활하게 만든다. [2]

식물과 동물은 항상성에 순응하지만, 인간은 역행할 때도 있다. 인체에서 열이 날 때 해열제를 먹어 열을 내리면 병이 낫는다고 생각하지만, 사실은 치료 작용이 중단된 것으로 치료되는 것이 아니다.

질병의 이상적인 치료는 항상성의 방해 요인을 제거하고, 적극적으

호모 임무누스, 면역 인류

로 활용하는 것이다. 자연치유력은 인체 기능을 정상화하는 방법으로 예방과 치료에서 부작용을 없애고 극소화한다.

오늘날 퇴행성 질병은 잘못된 생활습관에서 비롯된다. 따라서 원인을 파악하면 퇴치할 수 있다. 원인이 자연과 불일치로 발생하기 때문에 의학적 치료로 치료되지 않는 한계가 드러나는 것이다.

생활습관병은 규칙적인 생활로 바꾸면, 인체 환경을 개선하는 원리는 분명하다. 즉 질병 치료의 기본이 인체의 항상성이다. 생명 현상에서 항상성은 건강 유지의 능력이다.

따라서 질병 치료는 항상성의 회복이기 때문에 자연의 도움을 받으면 된다. 인간은 구조, 기능, 작용의 원리는 모르지만, 인체는 자연치유력으로 치료되는 것이다. 현대 의학에서도 인식하고 있는, 인체는 최고의 면역 기능이다.

# 7장

# 인체 면역

## 면역, 인체 방어 시스템

면역은 인체 고유의 방어 시스템이다. 피부는 감염에 대한 1차 방어 벽이다. 여러 층으로 된 각질 상피세포로 보호되는 질기고 뚫기 어려 운 장벽으로 작용한다. 장벽은 부상, 화상, 그리고 외과 수술 같은 물리 적 상해로 파괴되어 조직이 노출되면 감염이 될 수 있다.

피부는 기관지, 위 장관, 비뇨 생식기의 상피세포와 연결되어 있다. 내부 표면의 조직 환경과 상호 작용으로 세균 감염에 민감하게 반응한 다. 따라서 내부 표면은 점액(mucus)에 잠겨 상피세포를 상해와 감염에 서 보호하는 효소, 라이소자임(lysozyme)이 점막 분비의 항균물질로 작 용하고 있다.[1]

피부와 점막은 방어체계의 물리 화학적 장벽으로 병원체 세포와 조 직의 접근을 막는다. 하지만 장벽의 파괴로 병원체가 조직에 들어오면 면역방어시스템이 작동하는 것이다.

인체에는 병원체에 대응한 선천 면역과 후천 면역이 있다. 선천 면역은 행동력이 빠르고 신속하지만, 질병을 퇴치할 만큼 기능을 다 하지 못하고 감염을 억제하는 정도의 역할을 하고 있다.

그리고 선천 면역은 인식의 분자 메커니즘으로 세균이나 바이러스를 탐지하지만, 장기 면역은 제공하지 못한다. 이에 반해 후천 면역은 특정 병원체에 집중하여 장기 면역을 제공하고, 다른 병원체에 대한 면역 특이성을 가지고 있다.

선천 면역과 후천 면역의 메커니즘은 다르지만, 병원체를 파괴하는 수단은 같다. 진화의 과정에서 선천 면역은 무척추동물과 척추동물에 모두 존재하지만, 후천 면역은 척추동물에게만 존재하고 있다.[2]

면역계는 인식 분자를 이용한 병원체 탐지의 단백질로 병원체의 표면 분자와 결합한다. 인식 분자는 순환의 수용체 단백질로 면역세포 표면에 존재한다. 선천 면역은 인식 분자 몇 가지가 관여하지만, 후천 면역은 수백만 개의 항체로 특정 병원체에 대한 유용한 선택으로 시간이 걸리고 더 요구되기도 한다.

선천 면역의 세포는 호중구, 대식세포, NK세포이고, 후천 면역의 세포는 B 림프구와 T 림프구가 있다. B 림프구의 인식 분자는 면역글로불린(Ig, immunoglobulin)으로 세포 표면에 존재한다. B 림프구는 형질 세포(plasma cell)로 분화되어 항체를 만들고, 항체는 수용성 Ig로 혈액과 체액으로 분비된다. T 림프구의 인식 분자는 T세포 수용체(TCR)로 표면에서, Ig와 TCR은 특유의 유전 메커니즘으로, 인간의 다른 유전자와 매우 다르게 작용한다.

B 림프구의 항체는 후천 면역을 위한 수용성의 인식 분자로, 항체는 순환하면서 세포 외 공간에 있는 세균과 바이러스 입자 결합의 목

표 생체분자와 결합한다. T세포 수용체는 세포 표면의 주 조직복합체 (MHC, Major histocompatability complex) 단백질과 결합한다.[3]

이 펩타이드는 병원체 분해물을 항원으로 처리한다. MHC 분자는 항원을 T세포에 제시하면, 펩타이드와 MHC를 운반하는 세포를 항원 제시 세포(APC, antigen presenting cell)로 표현한다. MHC의 MHC class Ⅰ 분자는 모든 세포에 존재하지만, MHC class Ⅱ 분자는 B세포, 대식세포 등 특정 면역세포에 존재한다.

인간 면역에서 주 조직복합체(MHC)의 다형성 유전자는 대립형질의 조직 이식수술에서 거부 반응의 원인이다. 따라서 혈액 수여자와 수혜자의 MHC 형이 다를 때 면역세포의 거부 반응은 고유의 면역 시스템으로 이해해야 한다.


## 선천 면역, 호중구


인체 면역은 생명 보호와 유지 목적으로 침입자를 색출한다. 바이러스는 세포보다 훨씬 작고, 세균은 바이러스보다 크다. 그리고 작은 병원균을 색출하는 면역세포의 능력은 아주 뛰어나다.

면역세포의 색출 능력으로 뛰어난 감시망은 병원균의 분자 패턴인 PAMPs(pathogen association Molecular patterns)을 구별하는 능력이다.[1] PAMPs는 세균이나 바이러스의 분자 특징으로, 정상 세포는 발견되지 않는다. 바이러스의 RNA, 세균 외막의 지질 다당류, 세균 DNA의 구성

CpG 뉴클레오타이드에서 나타난다.

패턴의 특징은 병원체의 핵심 구조이다. PAMPs는 미생물 기능에서 공통으로 존재하기 때문에 세균과 바이러스가 면역세포의 탐지를 벗어나지 못한다. 바이러스는 복제, 세균은 세포막을 가져야만 생존할 수 있다.

인체의 면역세포는 PAMPs 탐지를 위해, 표면 수용체를 이용하여 인체를 샅샅이 뒤지고 있다. 면역세포는 병원체 색출과 파괴의 킬러 세포로서 호중구, 대식세포, NK세포로 구성되어 있다. 이들을 통칭하여 선천성 킬러 세포라고 부른다.

호중구(neutrophil)는 1880년 러시아 과학자 일리야 메치니코프가 발견했다. 불가사리 유충을 작은 가시로 쑤신 후 세포가 움직여 가시 주변을 둘러싸는 현상을 본 것이다. 그리고 생각했던 가설은 가시에 찔린 유충의 상처를 낸 감염 세균을 잡아먹거나 파괴하는 것이었다.

이 관찰에서 호중구는 세균을 잡아먹거나 파괴할 뿐만 아니라 시간이 지나면서 호중구의 이해 폭을 넓혔다. 당시에는 호중구의 작용을 정확히 몰랐지만, 오늘날 호중구는 킬러 세포라는 것을 이해하고 있다.

호중구는 골수에서 매일 2억 개가 만들어진다. 혈액에서 감염 증거를 찾아다니며 수명은 5일 전후이다. 그리고 감염 장소를 찾으면 혈관 내피세포에 포집이 된다. 내피세포의 수용체에서 감염 부위로 나아가고 삼키거나 그물 던지기 등으로 세균을 살해한다.

면역세포는 호중구 활동에 도움을 준다. 특히 항체는 옵소닌(opsonization) 작용으로 세균 표면에 쉽게 붙어 파괴하도록 돕는다. 호중구의 식균 작용은 효소, 독성화합물, 자유라디칼로써 파괴하는 전략이다.

2004년 호중구의 전략으로 NET(neutrophil extracellular Trap)의 그물 기술이 밝혀졌다.[2] 호중구보다 15배 큰 크기의 그물을 펼쳐 세균을 잡고, 살해, 효소로써 소화한다. NET 기능은 살해와 감염을 차단하는 역할까지 한다. 일반적으로 끈적끈적한 고름은 호중구의 흔적으로 점성으로 된 NET이다.

세균의 살해 작용에서 호중구 NETosis 자폭 과정은 프로그램된 것이다. 그러나 2012년 배양 환경에서 호중구가 NET를 사용하고 죽지 않는다는 사실을 발견했다. 따라서 호중구의 그물 기술은 다양한 질병에 대응하는 강력한 1차 방어 전략이 된다.

그리고 호중구는 세 종류 과립 단백질의 화학물질을 분비한다. 과립 물질은 항 미생물의 특성으로 감염을 막는다. 일차 과립의 골수세포 과산화 효소, 살균성 증가 단백질, 디펜신, 세린 단백질 가수분해 효소, 카텝신 G가 있다.

이차 과립은 알칼리 인산분해 효소, 라이소자임, NADPH 산화 효소, 콜라겐 분해 효소, 락토페린을 방출한다. 그리고 삼차 과립으로 카텝신과 젤라틴 분해 효소를 방출하여 미생물의 분해 작용을 돕는다.


## 통증 작용, 마이크로글리아


현대 의학에서 면역학과 정신의학은 분야가 다르다. 그러나 뇌에서 면역 기능하는 미세 아교세포의 마이크로글리아(microglia)가 생성 물질을 이용하여 뇌 기능에 관여하며 조절하는 역할을 한다.

뇌세포의 80%를 차지하는 신경교(glia) 마이크로글리아는 특정 유형의 면역세포이다. 이 세포는 뇌 환경을 감시하며 스트레스나 세포 손상에 반응하여 뇌 보호 물질을 생산하고 침투하는 병원체를 없애는 면역 기능을 수행한다.[1]

뉴런이 신경세포의 신호를 조절하는 신경전달물질을 생산한다면, 마이크로글리아는 신경세포 기능을 바꾸는 면역 화학물질을 생산한다. 신경 전달물질과 면역 화학물질은 뇌의 정상 기능과 구조 유지의 작용을 한다.

마이크로글리아는 신경회로를 통하여 전기 활동을 감지하고 조절한다. 신경교(glia)는 중추신경에서 건강과 질병에 관여한다. 그리고 다양한 병리 현상으로 마이크로글리아를 활성화한다.

마이크로글리아의 활성은 정신적 외상의 뇌 부상, 저산소, 국소 빈혈, 정신적 트라우마, 감정적 스트레스, 세균과 바이러스 감염, 중금속, 환경 독소, 신경성 질병, 치매로 나타나는 신경교 역할로써 아주 중요하게 작용한다.

마이크로글리아의 특성은 이전의 공격을 기억한다는 것이다. 일단 활성화되면 신경체계를 거쳐 염증이 발생하고, 정상화가 되면 휴지기로 돌아간다. 일정 시간이 경과 후 공격이 다시 반복되면 마이크로글리아는 빠르게 활성화된다.

뇌의 마이크로글리아가 초기에 장기간 활성화되면 만성 통증과 우울증을 일으킨다. 이 관점에서 발생하는 만성 통증과 우울증은 염증성 신경질환이다. 따라서 마이크로글리아 세포는 염증의 근원이 된다.[2] 인체의 육체적 정신적 트라우마는 상호 작용으로 염증의 누적 효과로 나타난다.

　현대 의학 이전의 지식은 만성 통증을 호소해도 트라우마를 생각하지 못했다. 하지만 과거 사건이 현재 다른 공격까지 이어진 염증은 계속되어 상당히 심각한 수준으로 영향을 미칠 수 있다.

　근본적인 원인으로 마이크로글리아가 상향 조절되면, 완전히 다른 사건도 동일 영향으로 미칠 수 있다. 상실감, 전염병, 부상으로 이어진 질병은 다른 근원에서 야기된 질병일 수 있다.

　마이크로글리아의 자극은 염증과 유지 작용으로 여러 종류의 신경 질환을 발생시킨다. 신체에 가해진 공격은 뇌가 느끼는 만성 염증보다 강도는 약하지만, 각각의 증상을 부분으로 치료해도 마이크로글리아가 상향 조절 상태로 유지되면 염증은 계속된다.

　만성 통증과 정신질환은 단순 사건으로 질병의 시작이 미약하다. 그러나 일정 기간 이어져 중추신경계에 가해진 충격은 만성 통증으로 진행된다. 마이크로글리아는 병적 상태에서 활성화되는 성향이 있다.

　인체의 공격, 감염, 부상, 정서적 충격의 스트레스로 마이크로글리아가 상향 조절이 되면, 염증 물질을 계속 생산하며 보수하는 역할보다 스위치가 켜진 상태의 염증 상태가 유지되는 것이다.

　질병의 원인과 지속하는 상태를 파악하면, 치료에 대한 관점을 변화시킬 수 있다. 만성 통증과 우울증은 신경성 염증이란 사실에서 깨달음을 얻을 수 있다.

　따라서 마이크로글리아가 염증의 근원이다. 근원이 된 뇌의 염증을 차단하면 섬유근육통, 편두통, 신경성 질환, 우울증, 외상 후 스트레스 장애, 불안장애 등 다양한 만성 질환을 치료할 수 있다.[3]

## 면역, 신호전달물질

생명체의 본능은 힘들고 나쁘거나, 병원균 침입이 있을 때, 어떻게라도 생존하는 것이다. 따라서 병원균을 퇴치하기 위해 분비 물질로 살해해야 한다. 인체의 면역 기능은 생존이 목적이기 때문이다.

인체에서 혈액은 적혈구와 백혈구를 운반하는 단순 기능을 하는 것이 아니다. 혈액에는 세포에 전달하는 화학 전령이 많이 작용한다. 이 화학물질들은 염증 촉진이나 발열을 초래하여 면역세포를 쉽게 만드는 다독임으로 면역체계를 자제시키기도 한다.

1992년 미국 과학진흥협회는 올해의 분자(Molecule of the Year)로 일산화질소를 지명했다. 인간이 분비하는 물질로 비장의 무기가 되는 일산화질소를 인식하고 이해하면 건강에 도움이 되기 때문이다.

일산화질소는 대식세포와 혈관내피세포에서 혈관 확장제(vasodilator) 역할을 한다.[1] 일산화질소는 혈관 확장으로 혈류량을 증가시키면, 면역체계가 강화되어 백혈구 수와 활동이 원활해진다.

인체의 병원균 감염에서 혈관 확장은 중요하다. 혈관은 가느다란 관으로, 혈액으로 산소와 영양을 운반하고, 말초 세포와 조직 배설까지 이산화탄소와 노폐물을 운반하는 기본 역할을 한다.

또 세포는 생명 유지에 필요한 단백질의 접힘 등 일정한 형태를 유지한다. 그러나 평상시에는 올바른 접힘 상태를 유지하지만, 열, 냉기, 병원균 침입으로 스트레스를 받으면 기본 능력을 상실하기도 한다.

이렇게 단백질 상태가 나쁘게 축적되면, 열 충격 반응(heat shock response)이 일어난다.[2] HSP는 잘못된 단백질의 조각을 재배열하여 초기 상태로 바꾸는 역할을 한다. 일시적이지만, 세포 기능을 다시 강화하여 세포가 스트레스를 견딜 수 있게 만든다.

그리고 아라키돈산(arachidonic acid)은 세포막의 구성 성분이지만, 세포의 손상이나 위협이 있으면 시클로옥시게나제(COX) 효소 작용으로 프로스타글란딘(PG)으로 변한다.

프로스타글란딘의 PG E2는 염증 촉진과 면역 억제력을 가지고 있다.[3] PG E2는 면역세포를 자극하고 관리하며 세포 손상을 최소화한다. 이러한 역할로 프로스타글란딘이 면역계를 지휘한다고 역설한다.

시토카인(Cytokine) 그룹은 IL-1, IL-2, IL-6, TNF-α, TGF-β, 인터페론 등이다. 시토카인의 생성 세포나 시토카인 발휘의 효과에 근거해 분류하고 있다. 이 중에서 인터루킨, 인터페론, 케모카인이 대표적이다.

감염에 대항하는 인터루킨은 즉각적으로 반응하는 시토카인이다. 직간접의 수단으로 면역세포를 자극하고 염증의 화학 전령까지 다양한 방법을 사용한다. 이에 반해 인터페론은 세포 간의 간섭(interfere), 바이러스 RNA 매개로 행동을 개시하면, 대식세포와 NK세포를 비롯해 많은 세포에서 생성된다. 세포의 표면 수용체에 결합하여 유전자 스위치를 켜면, 바이러스 침입과 복제 억제를 막는다. 케모카인은 주화성으로 호중구와 대식세포의 면역세포를 소집, 상처와 감염 반응으로부터 치유하는 역할을 한다.

시토카인 시스템은 매우 효율적이다. 내부적으로, 면역계의 메시지를 전신에 전달한다. 그러나 어떤 질병은 이 시스템을 교란하기도 한다. 수혈에서 전염병까지 다양한 감염원과 비감염원이 일으키는 난장판을 시토카인 폭풍으로 호칭한다.

면역세포와 화학 전령의 두 시스템은 상호보완적이다. 보체 시스템

(complement system)은 혈액과 세포 표면의 30여 개 단백질로 구성된 C1에서 C9까지의 항체 결합으로 세균과 바이러스를 용해한다.[4] 고전 경로의 막 공격복합체로 세포막을 뚫는 이펙터(effector) 작용을 한다.

보체 시스템 즉 고전 경로, 대체 경로, 렉틴 경로, 세 가지는 각기 다른 방식으로 활성화되지만, 화농성 감염의 세균 방어, 선천 면역과 후천 면역의 연결, 치유 과정의 염증 잔해물 제거까지 인체 기능이 제대로 되도록 돕고 있다.


## 인체의 면역기전


인체의 면역기전은 MPO-H2O2-Cl 시스템이다. 물과 산소, 그리고 소금이 핵심이다. 인체 공장에서 세포를 기계라 한다면 물, 산소, 소금은 재료이다. 물은 산소와 수소로 해리되고 과산화수소(H2O2)는 산소 아종으로, 염소(Cl)는 소금이다. 그리고 비타민 C도 필요하다.

면역세포가 살균 작용할 때, 혈액에서 비타민 C를 끌어온다. 비타민 C는 항산화 작용과 산화 촉진제 두 가지 역할을 한다. 그리고 인체는 비타민 C를 만들지 못해 보충해야 한다.

인체 환경에서 면역 시스템은 항상성이다. 윌리암 나우쉬프(W. M. Nauseef)는 면역은 호중구가 혈액을 순환하는 백혈구와 감염으로 표현했다. 면역세포는 미생물의 소화, 과산화물 음이온, 과산화수소를 만들고, 호중구는 파고솜에 면역물질을 방출한다. 항균 단백질과 효소

산화제는 독성 작용으로 병원균을 죽인다. [1]

호중구의 살균 작용은 미엘로퍼옥시다아제(MPO)와 과산화수소 (H2O2) 공동의 염화물 산화 반응으로 차아염소산을 만든다. 호중구의 항균 작용은 포식소체 환경과 거의 같다. 이는 반응산소 종의 산화, 효소, 부산물의 상호 작용으로 이루어진다.

면역 시스템에서 호중구는 NADPH 효소의 전자를 산소로 보내면 슈퍼옥사이드가 생성되어 약 20μM 농도에 이른다. 과립구는 MPO 효소와 높은 단백질 농도를 형성한다. MPO 과산화물과 염화물은 과산화수소를 하이포아염소산(HOCl)으로 전환하여 병원성 세균을 죽이는 역할을 한다. [2]

인체의 면역기전은 효소, 과산화수소, 소금 시스템이다. 토마스(E. L Thomas) 박사는, 골수 과산화 효소(MPO)가 염화물을 차아염소산으로 산화시킨다고 설명한다. 이는 아민 또는 아마이드 성분이 화학 반응으로 클로라민 또는 클로라이드 유도체가 되고, 질소-염소 유도체가 세균을 죽인다. 세균의 살해 작용은 산화와 관련되어 있다. [3]

세포 내에서 산소는 전자와 효소 작용으로 반응산소 종(ROS)이 발생한다. ROS는 비활성으로 항산화 효소로 조절된다. ROS는 침입하는 박테리아에 살균 효과를 나타내며 가끔 숙주세포를 손상하는 원인이 된다. [4]

자연 면역에서 반응산소(RO)와 반응 질소(NO)가 발생한다. 산화질소는 합성(NOS)으로 알기닌의 시트룰린 전환에서 생성이 된다. NOS는 이물질의 자극으로 구조가 변경되지만, 독성은 거의 없다. 그러나 NO와 RO의 합성은 살균 효과가 뛰어난 맹독성 퍼옥시니트라이트(ONOO-)가 만들어진다.

독일 요나탄 얀췌(Jonathan Jantsch) 교수는 소금으로 쥐와 인간의 면역력을 조사했다. 쥐의 피부에 고농도 소금을 투여하면 세균을 물리치고, 인간의 감염 부위에서 소금이 축적된다고 보고했다.[5] 소금의 숙주 방어를 위한 면역 진화이론은 새로운 이론이다. 면역학자 그웬 랜돌프(Gwen Randolph)는 면역학 분야에서 인정을 받으려면 시간이 더 걸릴 것으로 예측했다.

면역학자 랄프 빌리브란트(Ralf Willebrand) 박사는 소금 섭취가 면역 균형으로 전 염증 상태로 전환하여 좋은 영향을 미친다고 강조했다. 면역 균형은 항암 면역에서 작용하는 유익한 작용이다.[6]

인류는 유전 요인과 환경 요인의 상호 작용으로 조절하고 있다. 그러나 상호 적용의 균형이 깨지면, 자가 면역질환에 노출될 수 있다. 즉 평소 식습관이 면역체계에 나쁘게 영향을 미칠 수 있다. 특히 가공식품의 정제염을 많이 사용하는 식문화는 식생활 변화로 질병이 일반화가 되고 있다.


## 면역 시스템, 비타민 C가 필요하다

인류는 수많은 경험을 공유하며, 그 경험칙을 다음 세대에게 전달하고 있다. 하루에 사과 한 개를 먹으면 의사가 필요 없다는 속담도 있다. 사과와 채소를 적당량 먹으면 심장마비, 뇌졸중, 호흡기, 소화기 등의 질병은 절반으로 줄어든다. 사과를 조금 더 먹으면 그 효과는 일찍

나타난다.[1]

1만 명의 대규모 역학조사에서 하루 다섯 번 채소와 과일을 먹으면 심장마비나 뇌졸중 위험이 15%, 암 위험은 20% 이상이 줄었다. 그리고 실천한 사람들은 오래 살았다. 과일과 채소의 인체에 이로운 생리 활성물질은 수백 가지가 넘는다.

콰우(K. T. Khaw) 박사는 의학 전문지 〈란셋〉에서, 비타민 C는 인간 수명을 연장한다고 발표했다.[2] 혈장 내 비타민 C의 농도가 낮은 사람은 사망률이 높았고, 높은 사람은 사망률이 낮았다.

라이너스 폴링(Linus Pauling)은 현대 화학의 선구자로 생명에 필요 물질로 비타민 C를 추천했다. 고용량의 비타민 C는 정신분열, 심장혈관 질환을 치료하고, 심장마비를 줄였다. 그리고 항암과 수명 연장에 도움이 되었다. 이후 종양학자 이완 캐머런은 비타민 C를 정맥에 주사하여 암을 치료했다.

비타민 C는 인류의 건강에서 중요하다. 고등한 영장류, 기니피그, 과일박쥐를 제외한 동물들은 자체적으로 합성한다. 그러나 인간은 합성할 수 없어 음식으로 섭취해야 한다. 인류의 조상이 글로노락톤 산화 효소(glonolactone oxidase) 유전자를 잃었기 때문이다. 인간은 선천적으로 대사 장애가 있다.

할리웰(B. Halliwell)와 거트리지(J. M. C. Gutterge)는 공저 《생물학과 자유라디칼》에서 글로노락톤 산화 효소는 비타민 C 합성에서 부산물로 과산화수소를 만들고, 동물은 비타민 C를 합성할 때 산화스트레스가 발생한다고 하였다.[3] 인간은 과일을 먹으면 합성하는 것보다 이득이 될 수 있다. 고릴라는 비타민 C를 하루 5그램 이상 먹었다는 관찰에서 그 근거를 제시한다.

호모 임무누스, 면역 인류

괴혈병은 비타민 C의 결핍이다. 1753년 영국의 제임스 린드는 괴혈병 논문을 발표하고 감귤류 과일 먹기를 추천했다. 또 1840년대 조지 버드는 괴혈병은 전염병이 아니라고 발표했다. 그리고 1920년대 과학자들은 오렌지, 레몬, 양배추에서 항 괴혈병 인자를 추출했다.

생리학자인 기오르기는 비타민 C를 추출하여 아스코르브산(ascorbic acid)으로 명명하고, 최초의 비타민이 되었다. 비타민 C의 생리 작용은 콜라겐 합성과 보조인자로 사용된다. 콜라겐 섬유는 단백질의 25%를 차지하고, 결합 조직에는 뼈, 치아, 인대, 피부, 혈관이 있다. 괴혈병은 콜라겐 합성과 성장 장애로 발생하고, 증상으로 상처가 늦게 아물고, 관절이 붓고, 멍이 생기고, 혈압이 떨어지며 심장마비가 올 수 있다.

그리고 카르니틴 합성에도 비타민 C가 사용된다. 인체에서 지방을 태울 때 카르니틴이 필요하고, 지방이 분해되면 지방산이 미토콘드리아로 전달 산화되면서 에너지가 발생한다. 카르니틴은 유기산과 노폐물 배출에서 미토콘드리아의 유기산 발생으로 에너지 저하의 피로감을 발생시킨다.

비타민 C는 자율신경과 호르몬 역할로서 생리 기능과 심리 기능을 수행한다. 스트레스의 노르아드레날린, 뇌하수체의 펩타이드 알파 아미노 단일 산소화 효소, 성장호르몬, 칼시토닌, 가스트린, 옥시토신, P 물질의 생리 조절에 사용된다. 특히 면역세포의 호중구가 세균 방어 작용을 할 때 비타민 C가 필요해 혈장에서 많이 흡수한다.

면역 시스템에서 비타민 C는 과산화수소 분비에 필수적으로 사용된다. 호중구는 차아염소산 대신 자유라디칼 산화제로 세균을 산화시킨다. 따라서 호중구의 비타민 C 흡수는 면역 작용의 핵심이다.[4]

그리고 비타민 C는 위와 장에서의 철의 작용에서 음식으로 섭취하는 철은 물에 녹지 않는다($Fe^{3+}$). 따라서 비타민 C가 물에 녹는 형태($Fe^{2+}$)로 바뀌어야, 장은 흡수할 수 있다. 비타민 C를 섭취하지 못하면, 적혈구의 헤모글로빈에 지장을 초래하여 빈혈 현상이 발생한다.

또 비타민 C는 전자 공여체 작용을 한다. 산소는 비타민 C와 아미노산 구조가 바뀌어 수산화가 된다. 수산기(-OH)가 하나 더 생기면, 콜라겐 사슬의 교차결합으로 삼중 사슬 원섬유가 되어 장력은 커지게 된다. 그러나 비타민 C와 산소가 없으면, 교차결합과 조직은 느슨해진다.

그리고 비타민 C는 철 재생의 역할을 한다. 수산화 효소는 철을 이용해 산소를 아미노산에 붙인다. 철, 비타민 C, 산소는 생리 작용의 핵심으로, 비타민 C가 중심이다. 생리 작용에서 효소가 비타민 C를 보조하여 철과 구리를 물에 녹이는 전자공여 작용을 하기 때문이다.

또 비타민 C의 중요 역할은 항암 작용이다. 비타민 C가 철과 산소처럼 작용한다. 암이나 말라리아 충은 세포사에서 철을 축적하지만, 철과 비타민 C는 페로토시스(ferroptosis) 작용으로 암세포를 사멸할 수 있다.

따라서 항암의 화학요법이나 방사선요법에서, 혈장에 철이 나타나는 것은 종양에서 나온 것이다. 철 농도와 산소, 비타민 C 작용으로 산화스트레스를 받으면 암세포는 사멸할 수 있다.

## 비타민 C, 산소 자유라디칼

생화학자 스톤(Irwin Stone)은 1일 비타민 C 3그램을 섭취할 것을 추천하고, 그것은 1일 권장량의 50배에 이른다.[1] 라이너스 폴링(L. Pauling)은 비타민 C를 권장량의 100배인 하루 18그램을 먹었고 오랫동안 장수했다. 비타민 요법의 창시자로 인정받아 노벨상을 2회나 수상했다.

비타민 C 추천하는 배경은 개, 소, 고양이는 비타민 C를 체내에서 합성하지만, 사람은 합성하지 못한다는 데 기인한다. 동물은 하루 2~20그램 정도를 합성한다. 그리고 스톤이 지적하기를 평범한 식사를 하면, 비타민 C 결핍을 겪는다는 것이다.

1950년 미국인 의사 크레너(Frederick Klenner)는 비타민 C의 고용량 효과를 검증하고, 소아마비 질병 치료에 적용했다.[2] 비타민 C는 안전한 물질이다.[3] 환자에게 비타민 C를 최고 100그램을 구강과 정맥으로 투여하며 효과를 보았다.

동물 실험에서, 고용량 비타민 C가 종양 크기를 50% 축소시키고, 암 진행이 늦추어졌다.[4] 미국 국립건강연구소는 뇌종양, 난소암, 췌장암의 비타민 C 요법이 효과가 있다고 발표했다. 고용량 비타민 C는 암세포 주에서 75%의 항암 효과를 발휘했다. 그 원인은 종양에 과산화수소가 생성되는 것으로 밝혀졌다.

그러나 비타민 C를 복용해도 항암 효과를 얻기 어려운 이유는 인체의 조절로 고용량을 유지가 힘들기 때문이다. 연구에서 뇌종양, 난소암, 췌장암이 걸린 동물의 체중 1kg당 최고 4그램의 비타민 C를 혈관과 복강으로 주사했다. 연구 결과에서 종양 크기가 약 50%나 축소됐다.

비타민 C는 항암 효과가 있다.[5] 비타민 C 0.2mM을 혈관 주사로 피부 암인 흑색종 쥐에 투여하여 암 예방과 억제 작용을 확인했다. 2005년 비타민 C 혈중 농도 10mM 투여로 암 억제 효과가 세포 생리학지에 발표되었다.

따라서 연구진은 생쥐 흑색종 세포에 비타민 C 저용량 0.2mM을 투여하고, 세포 변화를 관찰했다. 0.2mM은 10그람 혈중 농도에 해당하고, 일일 권장량은 60~100mg이다. 결과에서 비타민 C 처리의 암세포는 대조된 암세포 비해, 성장이 50%나 억제되었다.

또 저용량 비타민 C가 인슐린 유사증식인자(IGF-Ⅱ) 생성과 작용을 억제하고, COX-2 단백질 생성도 감소시켰다. IGF-Ⅱ와 COX-2는 암세포 증식의 촉진 물질이다. 항암 치료와 비타민 C 요법을 병행하면, 치료 효과와 항암 부작용까지 감소시킬 수 있다.

비타민 C 요법은 두 가설에 근거하고 있다. 멕코믹(McCormick)은 비타민 C의 콜라겐 합성으로 암 저해하는 가설과 히알루로니다아제 억제 작용으로 암을 예방하고 항암 작용을 한다는 가설이다.[6]

카메론과 캠벨(A. Campbell)은 50명의 비타민 C 치료 사례를 발표했다.[7] 일부 환자는 고용량 비타민 C의 치료 혜택을 받았다. 그 작용은 밝혀지지 않았지만, 정맥 주사와 경구용 비타민 C가 사용되었다.

비타민 C의 항암 작용은 생물 반응이다. 카메론과 폴링은 세포막의 콜라겐 증가와 세포외 기질의 강화로 종양 벽을 형성한다고 설명했다. 실험에서, 비타민 C는 여러 암세포에 독성이 나타냈다. 낮은 100-200 μM 세포 외 농도도 독성이 있지만, 많은 유형의 악성 세포는 mM 범위의 농도에서도 사멸되었다.

천(Chen) 등의 연구에서, 비타민 C의 1mM 농도는 과산화수소 축적으로 종양 세포에 독성으로 작용했다.[8] 대부분 암세포에서 50% 감소하는 비타민 C 농도(EC50)는 5mM 미만이었다.

림프구, 단핵구, 섬유아세포의 정상 세포는 20mM의 비타민 C 농도에서도 둔감하다. 아포토시스, 피노시스, 괴사와 같은 세포사멸은 세포 외부에서 작용한다. 따라서 암세포 사멸은 산소 자유라디칼을 발생시키는 과산화수소의 작용이다.

# 8장

# 자율신경

## 인체, 자율신경과 호르몬

인체는 자율신경과 호르몬 기능으로 움직인다. 호르몬이 정상 분비되어야 건강이 유지되고, 자율신경으로 조절할 수 있다. 두 개의 시스템은 하나로 움직인다. 생명은 자율신경과 호르몬으로 조절되는 것이다.

그리고 자율신경(autonomic nervous system)은 질병 과정에 깊숙이 관여하고 있다.[1] 다세포 동물의 지배 원리인 조절에서 자율신경과 호르몬 기능을 파악하면 병의 원인을 알 수 있다. 자율신경을 이해하지 못하면, 질병의 메커니즘을 파악하기가 쉽지 않다.

인간은 다세포 동물이다. 자율신경은 다세포 조직을 제어하고 균형 유지의 역할에서 매우 중요하다. 인간의 기능에서 활동 상태의 유지는 교감신경, 휴식과 수면 작용은 부교감신경이 작용한다.

인체는 자율신경의 균형으로 유지되고 있다. 무리하거나 스트레스로 수면을 제대로 취하지 못하면 정신이 혼미해지며 자율신경의 균형은 무너진다. 이것이 질병을 일으키는 원인이다.

인간이나 동물은 위기가 닥치면 본능적으로 위험 상황을 벗어나려고 공격하고 행동한다. 교감신경의 긴장 상태는 맥박 상승, 혈액 상승, 혈당 상승의 신체적 변화가 일어나고, 혈관 수축의 저체온은 일반적인 현상이 된다.

순발력은 해당 과정의 혐기성 대사로 에너지를 생성한다. 위기 극복의 시스템으로 고혈당과 저체온 현상이다. 그리고 스트레스로 고혈당과 저체온이 계속되면, 고혈압, 당뇨병, 냉증 같은 질병을 초래할 수 있다.

교감신경은 혈관 말단까지 분포하고 있다. 교감신경 호르몬은 신경 말단의 노르아드레날린과 부신 분비의 아드레날린, 뇌 분비의 도파민 물질이다. 이 물질들은 대표적인 카테콜아민(catecholamine)으로 급성 스트레스에 나타나는 다양한 생리 반응에 대응하고 있다.[2]

교감신경은 신체 활동을 돕는다. 생활방식이 긴장된 상태가 계속되면 질병에 걸리기 쉽다. 저체온의 환경, 지나친 각성 상태, 약물 과다 복용, 분노나 불안감의 지속은 좋지 못한 생활 태도로 편향되는 사고방식이다.

이에 반해 부교감신경은 휴식을 돕는다. 자율신경으로 밤에는 쉽게 만든다. 맥박, 혈압, 혈당의 저하 상태는 뇌를 편안하게 느끼도록 만든다. 또한, 음식물을 섭취하면 소화 기관의 작용으로 부교감신경이 주관하여 뇌의 기분이 좋아진다.

인간은 면역계를 감독하는 림프구의 부교감신경은 안정된 생활을 가능하게 만든다. 더 나아가 면역력 향상으로 건강할 수 있다. 그러나 지나친 편안한 생활은 림프구의 과다 증식으로 과민 체질이 되고, 알레르기 질환의 발병 원인이 된다.

선진국에서 잦은 알레르기 증상은 너무 편한 생활로 기인하고 있다. 이 같은 고통을 느끼는 어린이가 계속 늘어나고 있다. 특히 과도한 당분 섭취, 운동 부족, 과보호의 생활습관은 부교감신경 우위를 만든다.

따라서 림프구 과다로 알레르기 체질이 되면, 천식, 아토피성 피부염, 알레르기 비염이 발생한다. 백혈구가 자율신경의 지배를 받는 것을 백혈구의 자율신경 지배법칙이라고 한다.

오늘날 편향된 생활방식은 자율신경의 부교감신경 우위 작용의 기능 교란으로 질병과 알레르기 질환을 유발하고 있다. 따라서 자연은 순응하는 생활양식으로 규칙적이고 절제된 생활을 요구하는 것이다.


## 장 건강, 자율신경


인간의 진화는 자연선택으로 적절한 방법의 모색 과정이다. 인류의 조상이 원시 생물에서 진화를 거듭하며 등뼈를 획득했을 때, 두개골과 장에 각각으로 다른 감성의 뇌를 발달시켰다.

인간은 뇌 기능이 멈추면, 몇 시간 아니 몇 분 내에 심폐 기능이 정지하고, 생명을 잃는다. 심폐 기능은 뇌의 지배에 있지만, 장은 뇌의 지배에 있지 않다. 척수 손상이 있어도 장은 정상적으로 작동한다.

인체에서 장은 독립 기관으로 뇌사상태에서도 호흡과 혈액은 순환

호모 임무누스, 면역 인류

하도록 유지한다. 그리고 영양분 흡수와 노폐물 배출의 기능을 계속하여 수행한다. 1999년 미국 신경생물학자 마이클 거숀(Michael Gershon) 박사는, 장이 제2의 뇌라는 연구 결과를 발표했다.[1] 뇌에서 분비하는 신경전달물질인 세로토닌이 장에서도 분비한다는 사실을 발견한 것이다.

세로토닌의 약 90%가 장에서 만들어진다. 장은 심장보다 똑똑하고 풍부한 기능을 지니며, 뇌나 척수로부터 지령도 받지 않는다. 따라서 독자적인 반사성의 내재 신경을 가진 기관이다.

장은 음식물이 들어오면, 소화나 흡수에 필요한 효소와 양을 각 장기에 전달한다. 반면, 이물질이나 독성이 들어오면, 면역체계에 전달하여 독소 배출을 지시한다. 이러한 독자 판단의 장 기능은 다른 장기와의 유기적인 관계를 유지하고 있다.

자율신경은 교감신경과 부교감신경으로 이루어져, 교감신경은 긴장과 흥분상태에서 우위로 작용하고, 부교감신경은 휴식상태에서 우위로 작용한다. 이러한 작용에서 교감신경의 우위는 혈압이나 심장 박동이 활발하지만, 위장은 부교감신경 우위로 소화를 촉진한다.

이처럼 교감신경과 부교감신경의 활성화된 장기는 뇌와 장 지배의 구도와 같다. 심장과 호흡기처럼 교감신경 우위의 기관은 뇌의 지배를 받고, 부교감신경 우위의 기관은 장의 지배를 받는다.[2]

일본의 면역학자 아보 도오루 교수는 교감신경이 우위가 되면 백혈구의 과립구가 활발하고, 부교감신경이 우위일 때는 림프구가 활발하다는 사실을 발견했다.[3] 림프구 70%가 장에 있다는 사실을 증명한다.

인체는 교감신경과 부교감신경 상태를 서로 반복하며 균형을 이룬다. 어느 한쪽의 우위가 장기간 계속되는 환경은 건강이 나빠지는 원인이 되는 것이다. 따라서 인체에서 교감신경과 부교감신경의 균형은 무엇보다 중요하다.

인간은 자연 그대로의 생활을 요구받는다. 낮이 되면 활동을 하며 식사 후 휴식을 취하고, 해가 지면 잠을 자면서 휴식을 취했다. 태고 이후 인류는 수십만 년 동안 자연 리듬에 맞추어 오는 생활로, 인체가 긴 역사 속에서 진화되어 온 것이다.

인간은 자연의 구성원으로 진화했듯이 자연의 섭리를 거스르는 행동이 건강을 해치는 행위가 된다. 따라서 자연 섭리를 가진 자율신경의 균형이 항상성을 유지하는 길이다. 따라서 항상성은 인위적으로 맞출 필요가 있다.

오늘날 현대인의 생활습관은 거의 자연 리듬을 무시하고 있다. 낮 같은 밤, 불규칙한 식사와 수면, 지나치거나 부족한 운동, 과도한 스트레스, 모두 신체 리듬을 깨뜨리는 원인이다. 이 요인들이 자율신경의 불균형으로 질병을 만든다는 사실을 인지해야 한다.

## 에너지 대사와 질병

인체의 에너지 대사는 두 종류가 있다. 산소를 이용하여 에너지를 생산하는 호기성 호흡과 산소를 이용하지 않고 포도당을 젖산 분해하는 혐기성의 해당 작용이 있다.

인체는 반드시 산소를 이용하여 에너지를 만드는 것은 아니다. 과거

호모 임무누스, 면역 인류

40억 년 전, 선조 세포는 산소 없는 지구에서 발효하는 생명체로 살았다. 이후 20억 년 전 시아노박테리아가 산소를 많이 발생시키면서 환경에 대한 적응으로 산소 호흡으로 진화했다.[1]

선조 세포는 세균이었던 미토콘드리아와 공생 관계를 맺었다. 진핵생물로 진화하면서 세균이었던 미토콘드리아로 에너지를 얻었고, 세균 특성의 분열은 억제되었다. 이것은 인간이 진화되면서 에너지의 생산 형태를 두 가지로 갖추게 된 배경이다.

인간은 필요에 따라 순발력이나 세포 분열을 할 때 해당 에너지를 사용하고, 평상시 지구력을 가지는 에너지는 세포 내 미토콘드리아가 책임지게 되었다. 이러한 에너지의 생성 과정은 건강에서 중요한 역할을 한다. 해당은 저체온과 저산소 환경에서 살아남고, 미토콘드리아는 고체온 환경에서도 살아갈 수 있는 환경을 만들었다.

해당 생산의 에너지는 세포 분열에 많이 이용된다. 정자, 피부, 태아세포를 비롯해 분열 과정에 필요한 에너지를 조달하고, 분열 세포는 미토콘드리아 수가 적다는 특징이 있다. 특히 정자는 100개 이하에 그치고 있다.

에너지의 생산에서 해당과 미토콘드리아는 산소량과 체온에서 차이가 있다. 해당은 정상 체온보다 5도 낮은 환경에서 기능하는 특징이 있다. 피부 온도는 32도로 분열에 적합한 온도를 유지하고, 정자를 보호하는 음낭도 5도 낮게 유지되고 있다.

이에 반해 미토콘드리아는 정상 체온보다 높은 37~39도에서 기능을 한다. 특히 정상 체온보다 10도 이상 높을 수 있다.[2] 인체에서 미토콘드리아가 많은 세포는 뇌 신경세포, 심근세포, 골격근이다. 이 세포들은 모두 열이 많고, 자주 분열하지 않는 특징이 있다.

인체에서 미토콘드리아는 구연산회로와 전자전달계의 두 단계를 거쳐 에너지를 생산한다. 전자전달계는 수소를 양성자와 전자 이온으로 흐르고 있다. 이 원리를 이용하여 뇌파, 심전도, 근전도의 검사 기계로 체내 변화를 확인하기도 한다.

미토콘드리아는 저체온이나 저산소 환경에서는 정상 기능을 수행하지 못한다. 따라서 혈류 장애로 체온이 낮거나 체내 산소가 부족하면, 기능이 저하되어 우울증이나 치매에 걸리게 된다. 혈액순환 장애가 심장병이 되는 것도 이러한 이유이다.

인체는 스트레스를 받으면 교감신경 자극과 동시에 당질코르티코이드 물질이 분비된다. 강도가 강해지면 혈관 수축으로 저체온과 고혈당이 유발되고, 해당 과정으로 전환되어 질병에 노출되는 구조가 된다.

결과적으로 해당 에너지가 계속되는 상태는 미토콘드리아 기능을 억제한다. 이런 증상이 저체온, 저산소, 고혈당 상태를 나타내고 미토콘드리아는 제 기능을 하지 못한다. 당질코르티코이드가 에너지 생산을 방해하는 것이다.

이 상태가 지속이 되면 미토콘드리아 이상으로 많은 세포에 문제가 발생한다.[3] 뇌에 영향을 미치면 우울증, 치매 그리고 심장에 영향을 미치면 협심증, 부정맥, 심근경색이 나타난다. 골격근의 근육도 영향을 받으면 무기력하거나 보행 장애의 원인이 된다.

따라서 질병의 예방과 치료는 에너지 대사를 해당에서 미토콘드리아 대사로 전환해야 한다. 스트레스 해소와 위기 상황을 모면하는 것도 필수 조건이다. 그리고 인위적으로 체온의 상승, 산소의 공급, 햇볕 광자와 전자가 풍부한 식습관은 자연치유력을 키우는 첩경이다.

## 저체온의 생활습관

체온은 건강을 가늠하는 척도이다. 인체는 생활방식에 따라 대사량이 다르고 체온도 달라진다. 체온은 활동력으로 높아지고, 활동하지 않으면 낮아진다. 인간은 높은 체온으로 유지하도록 진화되었고,[1] 자율신경으로 조절되는 상관관계를 가지고 있다.[2]

인간은 활동적이면 교감신경 우위, 비활동적이면 부교감신경 우위가 된다. 오늘날 아동부터 성인까지 저체온 현상이 문제가 되고 있다. 잘못된 식습관과 운동 부족의 생활습관이 부교감신경 우위로 저체온 현상을 만들기 때문이다.

저체온증(hypothermia)은 중심 체온이 35도 미만으로 정의된다.[3] 인체의 열 생산이 감소하거나 열 소실이 증가할 때, 또는 두 가지가 복합적일 때 저체온이 발생한다. 저체온은 혈액순환, 호흡, 신경 문제를 일으키는 요인이다.

인체는 추운 환경에 노출되면, 떨림, 근육 긴장, 대사량 증가로 정상체온을 유지한다. 체온 유지는 시상하부가 조절하지만, 저체온을 일으키는 원인은 대부분 주변 환경과 대사 작용의 차이에서 발생한다.

환경 원인의 저체온은 추운 환경에 계속 노출되어 발생한다. 특히 추운 겨울에 옷을 적게 입거나 비바람을 맞으면 위험할 수 있다. 물은 열전도율이 높아 쉽게 체온을 낮추는 특징이 있다.

대사성 저체온은 내분비계 질환으로 대사 효율의 저하로 일어난다. 저혈당도 동반되지만, 뇌 손상, 종양, 뇌졸중 같은 중추신경 이상으로 저체온을 유발한다. 특히 알코올 중독이나 약물 중독자가 저체온증이 나타나는 것은 혈관 확장으로 열 발산을 증가시켜 중추신경 억제로 추위에 둔감해져 일어난다.

오늘날 저체온은 생활방식에서 기인하여 많이 발생한다. 신장병, 당뇨병, 부정맥으로 나타나고, 안색이 나빠지며, 손발이 차가워지면 체온은 정상 체온보다 1도 이상 낮아진다.

저체온 질환은 약물치료가 되지 않는다. 근본적으로 생활방식을 개선하고 인체를 따뜻하게 만들어야 한다. 지나치게 편한 생활은 부교감신경의 우위로 기초대사량이 적어 체온이 오르지 않는다.

대표적인 증상이 현저한 기력 저하 현상으로 활력을 잃는다. 이렇게 되면 세포가 단백질을 합성하지 못하고 기본적인 기능도 하지 못한다. 피부세포는 케라틴 합성이 저하되어 탄력을 잃고, 체내 모든 세포에 문제를 일으킨다.

신장 세포는 피해가 크다. 저체온의 혈류 장애로 혈액순환이 원활하지 못하게 된다. 신장병 환자에게 혈압 강화제, 이뇨제 투여로 혈류를 증가시켜 보지만 효과는 적다. 혈압 강화제는 말초 혈액의 순환을 억제하고, 이뇨제는 탈수로 인하여 혈류를 더욱 악화시킨다.

현대 질병에서 저체온 비율이 높은 질병이 암과 우울증이다. 무리한 생활을 장기간 지속하게 되면 암과 정신질환으로 나타난다. 발병의 원인은 에너지의 생산 방법과 관련이 크다.

질병 세포는 미토콘드리아 수가 적어 해당으로 에너지 대사를 한다. 저체온과 저산소 환경에서 죽지 않고 살려고 과거 세균으로 회귀하여 살아가는 방법이다. 치유 방법은 산소 공급과 체온 상승으로 미토콘드리아 대사의 전환이 필요한 것이다.

뇌 신경세포의 미토콘드리아가 정상 기능을 하려면 산소 포화도가 높아야 한다. 저산소 환경이나 저체온 상태는 미토콘드리아의 기능이 저하되어 우울증이 발생한다. 우울증은 저체온과 저산소로 유발되는 질병으로 장기간 계속되면 치유가 어렵다.

우울증 치료에 약물 효과는 일시적이다. 체온을 높여 호전시키는 것이 더 효과적이다. 이를 위해 외부 열을 이용하는 목욕, 열 축적의 운동, 가벼운 체조, 스트레칭 활동을 하는 것이 효과적이다.

오늘날 현대 사회는 스트레스를 당연시하는 경향이 있다. 이러한 현실을 받아들이면 질병이 되고, 그렇지 않으면 질병 예방의 길이 된다. 건강을 위해서 더워도 참는 자연 생활방식을 하면 자연의 기본 섭리, 자연치유력을 키운다.

## 자연치유, 자율신경

인간은 자신의 의지와 관계없이 움직이는 자율신경이 있다. 자율신경의 이상은 질병이 되고, 자율신경의 균형은 자연치유력을 의미한다. 인간은 질병이 되는 여러 현상을 이해하면, 당연하게 자연치유력을 가질 수 있다.

인체의 부상이나 화상 반응은 거의 비슷한 현상을 수반한다. 염증을 치료할 때 부기, 발열, 통증이 동반되는 것이다. 부기는 혈류 증가, 발열은 대사 항진으로 체온 증가, 통증은 위험 부위의 표시로 나타난다.

인체의 자연치유력은 대사 장애로 발생한 조직의 복구 능력으로, 재생도 세포의 복원 과정이다. 이 과정에서 염증은 중추적 역할로 프로스타글란딘이 작용한다.[1] 소염진통제는 아스피린의 실리실 산 유도체로 프로스타글란딘 작용을 억제하여 부기를 낮추고, 열을 내리며, 통증을 감소시킨다.

염증은 병원균과 싸우는 복원 반응으로 다소 통증을 수반한다. 부교감신경의 반응으로 무기력할 뿐만 아니라 다른 질병의 원인이 되기도한다. 염증은 안식의 치유 과정과 동시에 심각한 증상을 동반한다.

현대 의학은 대증요법으로 고통 완화를 위한 약물을 투여한다. 따라서 소염진통제, 스테로이드, 면역 억제제를 사용하고 있다. 가장 흔한소염진통제는 습포, 경구, 좌약 사용으로 혈관을 수축하여 염증을 억제한다.

이는 혈류 장애의 단기 현상으로 부기를 낮추고 열을 내리며 통증을앓히는 효과를 얻을 수 있다. 하지만 질병의 원인 제거는 되지 않아 병을 고치지는 못한다. 즉 소염진통제의 약효가 떨어지면 통증은 되살아나고 반복되는 상태가 된다.

따라서 인체의 치유 과정에서 염증을 이해해야 한다. 염증이 만성화가 되면, 체온을 높이는 자극이 필요하다. 현대 의학의 치료가 이러한개념을 받아들이기 어려운 현실이지만 이해하고 자각할 필요가 있다.

감기에 걸리면 목이 붓고 열이 발생한다. 개인차에 따라 가볍게 처리되기도 하지만, 염증이 장기간 계속되기도 한다. 따라서 염증 차이를만드는 것이 자율신경의 균형이라는 것을 이해해야 한다.[2]

편안한 생활습관으로 부교감신경 우위가 되면, 조그만 자극에도 강한 반응을 나타낸다. 그러나 끊임없이 단련된 사람은 교감신경 우위로크게 반응이 나타나지 않는다. 백혈구의 자율신경 지배법칙처럼 부교감신경 우위는 림프구 증가와 염증 반응을 수반한다. 이에 반해 교감신경 우위는 과립구가 많고 림프구 수가 적어 발병하는 형태가 다르게 나타난다.

어릴 때 부교감신경 우위는 림프구 수가 많아 감기로도 심각한 염증을 일으킨다. 그렇지만 청년기가 되면 생리적으로 림프구가 감소하여 염증 횟수와 강도는 줄어든다. 나이가 들어가면 자연스럽게 염증 횟수나 정도가 줄어들어 큰 걱정을 할 필요가 없다.

그러나 잘못된 식생활과 생활습관에 익숙해지면, 다시 림프구가 많아지는 부교감신경 우위의 체질이 된다. 즉 설탕의 과잉 섭취, 운동 부족, 과잉보호 습관은 부교감신경 우위로 만드는 원인이다. 림프구 수치를 낮추는 교감신경 우위 체질로 바꾸면 된다.

따라서 질병에 자주 노출되어 발열이나 통증을 경험하면 잘못된 생활습관이라는 것을 자각하고 점검할 필요가 있다. 자율신경 영향으로 나쁜 식생활과 생활습관은 질병을 유발할 수 있다는 점을 항상 인식해야 한다.


## 건강과 호르몬


인간 건강에서 질병에 걸린다, 의욕이 사라진다, 갑자기 늙는다, 이러한 현상은 무엇 때문에 발생하는가. 인체의 제어시스템에서 자율신경과 호르몬이 작용한다. 그리고 호르몬은 인체에서 합성 분비되어 혈액으로 순환하며 기능과 역할을 하는 물질이다.

인체는 여러 가지 호르몬이 분비된다. 낮과 밤, 다르게 분비되는 호르몬은 인체의 정상적인 기능이다.[1] 그러나 기능 이상으로 분비가 저하되거나 과잉되는 상태는 그 불균형으로 질병 상태가 된다.

인체는 정교한 자율 시스템으로 중심에는 생체시계가 있다. 지구 자전에 따라 24시간 주기로 해가 뜨고 지는 자연 현상에 맞추는 생체리듬이다. 체내 시계는 100조 개의 세포 각각에 존재하는 시계 유전자로 인체를 통제하고 있다.

인체는 낮은 교감신경, 밤은 부교감신경 우위의 구조가 된다. 따라서 밤낮이 바뀌는 체내 시계의 교란은 균형을 무너뜨린다. 특히 밤은 호르몬 분비로 낮에 피로해진 인체를 회복하는 중요한 시간이다.

따라서 질병의 예방과 항노화 효과를 거두기 위해선, 호르몬의 분비가 정상이어야 한다. 수면을 충분히 하며 재생 공정으로 전환, 즉 호르몬의 정상적인 분비와 혈액의 원활한 순환이 우선되어야 한다.

부교감신경의 우위는 모세혈관을 이완하고 회복 호르몬을 각 기관에 충분한 공급을 한다. 이 분야가 항노화에서 건강 효과로 큰 관심을 받고 있다. 미국, 일본 등 선진국에서 2000년 이후 폭발적으로 증가하는 추세에 있다.

시계 유전자, 장수 유전자, 텔로미어 등 질병과 노화의 관심은 꾸준히 증가하고 있다. 이러한 현상은 예방 의학의 분야로서 의학자와 과학자의 관심을 끌고 있다. 특히 호르몬 기능은 건강 역할에서 많은 영향을 미치고 있다.[2]

따라서 연구 성과를 바탕으로 일상생활에서 호르몬의 이해와 동시 활용하는 지혜가 필요하다. 뇌가 기쁜 마음을 느끼면 호르몬을 강화할 수 있다. 도파민은 중증과 관련이 많아 행동에 따른 강화는 동기 호르몬을 증가시키고, 그렇지 않으면 줄어들게 만든다.

특히 인생에 의미를 부여할 필요가 있다. 도파민의 활성으로 낮에 분비되는 세로토닌, 옥시토신 그리고 수면 중에 분비되는 성장호르몬, 멜라토닌 등은 연쇄적인 작용으로 인체를 건강하게 만든다. 이러한 생활은 자율신경의 균형을 맞추는 결과를 가져온다.

그리고 과도한 운동은 스트레스 호르몬인 코르티솔을 분비하지만, 적당한 운동은 도파민 분비를 강화한다. 예를 들어 경기에는 졌지만, 결과에 승복하는 자세는 기분이 좋아지고 도파민 분비 상태를 만들어 생활에 활력을 준다.

그러나 지나친 도파민 분비는 정신을 피폐하게 만든다. 도박에서 보상은 좋은 일로 인식되지만, 계속하면 과잉 분비로 인체를 지치게 만든다. 반대로 도파민 분비의 저하는 경직과 의욕 상실의 사이클로 빠져들게 만든다. 따라서 도파민 분비는 균형이 중요하다.

아드레날린과 노르아드레날린 호르몬은 교감신경을 활성화한다. 그러나 지나친 활성화는 스트레스로 코르티솔이 분비된다. 따라서 상황 전환의 적당한 분비로 집중력 상승의 긍정적인 힘이 발휘되도록 만들어야 한다.

나이가 들면 식욕과 관련한 호르몬 균형은 특히 중요하다. 과식하면 렙틴이 증가하고, 공복 상태는 그렐린이 증가한다. 이 부분에서 특히 중요한 것은 인슐린이 노화 호르몬이라는 사실이다. 인슐린의 과잉 분비는 노화, 비만, 당뇨병을 유발하게 만든다.

따라서 인체 기능에서 호르몬의 이해가 필요하다. 긍정적이면 도파민 분비로 일상생활에 도움이 되고 행복감으로 스트레스와 짜증도 줄어든다. 이와 반대로 부정적이면 호르몬 고갈의 원인이 되기에, 행복 호르몬인 세로토닌 증가로써 생활에 활력을 주어야 한다.

호모 임무누스, 면역 인류

# 9장

# 장내 미생물의 환경

## 마이크로바이옴(microbiome)

인류는 장내의 미생물 환경에 관심을 가지기 시작했다. 현대 의학의 발전에도 불구하고 계속 증가하는 비만, 당뇨, 알레르기, 우울증의 여러 질병에서 미생물 환경과의 연결고리를 찾고 있다.

인체의 장내 미생물은 생존 과정에서 필수적으로 면역 기능과 신경 소통으로 장내 균형을 유지하고 있다. 면역학자 고르도(I. Gordo)는 인체 내 미생물은 자신의 환경에 맞춰 진화해 왔다고 설명한다.[1]

인간도 미생물에 맞춰 진화해 왔는지 모른다. 인간은 무작위의 미생물 군집을 조성하는 것이 아니다. 인간은 미생물과 의사를 주고받으며 다음 세대까지 물려주고 있다. 수천 년 동안 진화하면서 환경 적응을 한 장내 미생물은 인체의 중요한 일부가 되었다.

그러나 현대 의학은 항생제로 장내 미생물과 전쟁을 선포했다. 물론 항생제의 올바른 사용은 공중 보건을 증진하지만, 고대부터 이어 온 미생물 군집을 급변화시킨다. 그 변화는 신속하고 빨라 인류 역사에서 장내 미생물을 말살하는 행위가 되기도 한다.

지난 과거에서 잘못된 건강 문제는 시작에 불과했다. 그러나 바뀌는 상황에서, 음식은 장내 미생물에 강력하게 영향력을 행사할 수 있다. 이는 먹은 음식이 장내 미생물에 좋은 영향을 줄 수 있다는 사실이다.

지난 역사에서 인류는 인식이나 의식 없이 미생물에게 영양과 거처를 제공해 왔다. 그 대가로 침입하는 병원균으로부터 보호 역할과 대사 물질의 면역조절, 그리고 기분과 감정까지 조율하고 있다.

인간의 유전자 변화에서 환경이나 음식의 반응하는 속도는 느리지만, 미생물의 적응 시간은 충분하다. 이것은 인류가 꾸준히 미생물과 공생해 온 사실이다. 서로 도움이 되며, 생존을 위한 상호 작용이었다.

미생물들은 오랜 세월 인체 내 소화 기관이 서식하는 유일한 환경이었다. 면역의 작용에서 인간이 미생물을 의지하는 것처럼, 미생물은 그 이상으로 의존하고 있다. 이 사실에서 마이크로바이옴(microbiome)은 건강과 밀접한 관계가 있다.[2]

장내 마이크로바이옴은 완벽하고 이상적인 과거 회귀는 불가능하지만, 인체와 유전자는 과거 인류의 생활방식과 식습관을 바라는지 모른다. 물론 산업화 이전으로 돌아갈 수는 없지만, 먹는 음식으로 영향을 받는 것에 주목할 필요가 있다.

인체의 미생물은 장에 집중되어 있다. 장에 미생물이 살고 있다는 사실이 밝혀진 것도 최근의 일이다. 인간의 신체, 정신 건강에서 미생물 역할과 수, 크기는 중요하지만, 정확한 확인에 시간이 많이 소요될 것이다.

인간의 소화 기관에는 박테로이데테스문(Bacteroidetes)과 퍼미큐티

스문(Firmicutes) 속 박테리아가 80% 이상 살고 있다. 락토바실러스(Lactobacillus)는 퍼미큐티스 속이고, 비피도박테리움(Bifidobacterium)은 박테로이데테스 속이다.

장내 미생물들의 수명은 짧다. 락토바실러스는 생존 주기가 25분에 그치고, 더 빠른 미생물도 있다. 미생물의 짧은 세대는 더 많은 변화를 일으킨다. 산성의 감소, 음식의 유입, 섬유질의 부족, 항생제의 공격은 거의 일반적인 현상이 되고 있다.

특히 항생제 사용은 비만과 관련이 많다. 항상 그러했던 것인지 확실하지 않지만, 가축에게 소량의 항생제를 먹이면 체중이 빠르게 증가한다. 문제는 이러한 상관관계를 이제야 인식하기 시작했다는 점이다.

아이들이 성인으로 성장할 때까지 수차례 이상 항생제의 처방을 받는다. 이 과정에서 마이크로바이옴은 회복된다고 하지만, 한 연구에서 항생제 1회를 처방받은 후 4년이 지났지만 망가진 상태는 그대로 유지되었다.

이 사실에도 불구하고 감기로 병원에 가면, 절반 이상이 항생제 처방을 내린다. 호흡기 감염의 80%는 박테리아가 아닌 바이러스로 항생제 사용과 관련이 없다. 특히 항생제 사용은 인체의 마이크로바이옴을 건강 측면에서 크게 나빠지게 만든다는 사실이다.

따라서 건강을 유지하는데 마이크로바이옴의 다양성은 무엇보다 중요하다. 모든 생태계는 미생물의 다양성으로 건강 척도를 평가한다. 먹는 음식이 중요한 이유가 장내 미생물의 환경을 좋게 만든다는 점이다.

## 장내 미생물, 면역 기능

오늘날 인류는 진화의 정점이 되기를 희망한다. 그러나 인류의 건강을 혼자 이룬 것은 아니다. 인류는 수백만 년, 아니 인류가 나타나기 전 수십억 년 전부터 미생물의 도움을 받아 생활하고 있다.

인간은 미생물과의 공생으로 살아오고 있다. 미생물의 도움이 없었으면 인류는 현재까지 존재하지 못했을지도 모른다. 면역 기능과 음식의 혜택을 얻지 못했다면 병원체 미생물의 전유물이 되었을 수도 있다.

인체의 미생물은 비타민 합성에서 신경전달물질의 생성까지, 인간 유전자와 미생물 유전자는 항상 교류를 해오고 있다. 인체 미생물은 건강식품보다 많은 혜택을 주었지만, 사람에 따라 미생물 구성은 제각각 다르다.

인간 유전체(DNA)는 거의 일치하지만, 마이크로바이옴(microbiome) 유전자는 80% 이상 일치하지 않는다.[1] 미생물의 다양성으로 과학자들은 맞춤 의약을 인간 게놈 프로젝트가 아닌, 마이크로바이옴 프로젝트를 계획하고 있다.

그러나 건강을 위한 맞춤 마이크로바이옴은 먹는 요구르트에서 장기관의 치료 미생물 이식까지, 그 분야는 낙관론과 비관론이 교차하고 있다. 그러나 모두의 관심을 끌고 있는 것은 사실이다.

인간의 장, 대장 또는 결장은 소화관이다. 결장은 미생물의 다양성으로 시시각각 그 구성 비율이 변하고 있다. 하루도 쉬지 않고 장내 구균의 클로스트리듐, 박테로이데테스가 저산소의 환경을 즐기고, 비피도

호모 임무누스, 면역 인류

박테리움도 같이 살아가는 환경이다.

그러나 균형의 파괴 현장이 되기도 한다. 의사가 처방한 항생제는 인체의 미생물 환경을 파괴하고 있다. 의학의 중요 발견으로 항생제는 제2차 세계대전 이후 인간 생명 연장에 기여도 했으나, 그 이면에는 부작용도 수반되고 있다.

항생제는 인체의 장내 미생물을 대량 학살한다는 점이다. 클로스트리듐 디피실레(C. difficile) 슈퍼버그는 대학살에도 살아남았다. 대장에서 급속히 증식하면 위경련, 중증 설사, 대장 구멍까지 다양한 증상을 일으킨다.

C. difficile 감염증은 미국에서 가장 흔한 병원성 감염이다. 2011년 응급실에서 45만 건 이상의 감염으로 의료비용을 수억 달러 이상 초래했다. 항생제는 C. difficile를 파괴하지만, 모든 사람에게 효과가 있는 것도 아니다.

따라서 장내 미생물의 파괴가 문제라면, 정상 미생물을 복구하여 C. difficile를 없애면 될 것이다. 즉 대변 이식술(FMT, faecal microbiota transplant)은 그 핵심이 되는 정상적인 미생물들을 주입하는 것이다.[2]

2017년 대변 이식술은 준비나 전달하는 경로와 관계없이 C. difficile 감염증에 효과적인 치료법으로 평가를 받았다.[3] 무작위 7개 대조 시험과 30개 사례에서 FMT는 재발과 불응의 CDI를 해결하는 데 반코마이신(vancomycin)보다 더 효과적이었다.

건강한 사람은 대변 이식술에 불쾌감을 느끼지만, 고통받는 환자는 아주 좋은 영약이 될 수 있다. 열린 사고의 환자는 이러한 사실을 알고 건강한 가족의 대변을 이용하여 자체 FMT를 시도하기도 한다.

인간은 50그램의 대변으로 인생을 바꿀 수 있다. 희망적인 것은 현대 의료가 FMT를 약학으로 사용하는 것에 동의한다는 점이다. 그리고 가격도 저렴하고 물량도 풍부하여 향후 공급에 대한 걱정이 없는 것도 장점이다.

유익한 장내 미생물로 설사 증상만 치료하는 것은 아니다. 2014년 특정 장내 미생물이 말라리아 방어 면역(protective immune response)을 유발했다. 말라리아 병원균과 나쁘지 않은 대장균 E. coli O86:B7은 알파-갈락토시다아제(α-galactosidase)의 발현으로 FMT 장내 미생물군에 포함되었다.

인간의 면역체계는 알파-갈 인식의 항체 생성으로 E. coli O86:B7을 통제한다. 새 항체는 혈류를 돌며 알파-갈 발현의 말라리아 병원균을 만나면 적대적인 반응을 보인다. 이 가설 검증으로 알파-갈 항체를 가진 사람은 말라리아에 덜 걸렸고, 알파-갈 항체가 투여된 생쥐는 말라리아에 걸리지 않았다.

따라서 인간의 장내 미생물은 면역체계에 알파-갈 같은 외래 침입자 지문을 인식하고, 항체 제조의 방법을 제공할 수 있다. 이 결과에서 인간 면역체계는 독자적인 것이 아니라, 미생물과 상호 작용을 한다는 사실을 인식해야 한다.

## 마이크로바이옴과 질병

질병 역사에서 동양철학은 음식과 약을 구분하지 않았다. 특히 중국은 건강 증진과 회복 과정에 음식을 사용해 온 역사는 오래되었다.

약식동원, 먹는 음식이 약이다. 히포크라테스가 지적한 것처럼, 인간이 음식을 약처럼 약을 음식처럼 먹을 필요성이 제기되었다. 따라서 다음 세대는 선조 세대가 해 왔던 방식을 따를 필요가 있다.

선조 세대는 전통적으로 통 곡식을 음식으로 먹었다. 가공이나 정제도 하지 않았다. 영양분과 섬유질이 그대로 체내에 전달이 되었다. 기본적인 식단 또한 복합적인 탄수화물이 풍부한 음식이었다.

그러나 오늘날 경제력이 좋아진 선진국의 식단에는 동물성 음식이 많아졌다. 이 방식은 사람들의 식단과 건강에 현저한 변화를 가져왔다. 또 전통적으로 내려온 오랜 관습도 자취를 감추었다.

과학자들은 오늘날 마이크로바이옴 구성을 위해 과거 약으로 사용한 음식의 실마리를 찾고 있다. 임상에서 2형 당뇨병 환자에게 전통적인 약초를 제공하여 항염증 물질을 분비하는 장내 미생물의 개체가 증가했다.[1]

또 다른 임상에서 소아 비만 환자에게 여주의 복합 탄수화물을 제공하자, 체중 감량, 미생물 군집, 미생물 대사산물의 변화가 뚜렷하게 나타났다. 여주는 길고 울퉁불퉁한 박과 식물로 옛날부터 장 질환 치료에 사용되었다.

따라서 음식은 이로운 미생물을 조성하는 작용을 한다. 특히 여주는 중국 의학에서 깊은 뿌리를 두고 있다. 쓴맛은 화를 다스리고 쓴맛의 음식은 실제로 염증을 완화하는 효과가 있다.

특히 소화관을 통과하는 음식이 어떻게 작용하는지 알려진 것은 없다. 그리고 여주는 장에 머무르지만, 혈류로 어떻게 흡수되는지 모른다. 약리학에서 혈관에 흡수가 안 되는 물질은 체내 작용하지 못한다고 지적한다. 이러한 모순은 약물이 장내 미생물에 영향을 미친다면, 명쾌하진 못해도 답이 될 수 있다.

인체 효소가 음식물을 소화하지 못하면 장내 미생물로 분해하여 대사산물로 이로운 물질을 얻는다. 이러한 사실은 음식과 건강 관계에서 미생물이 중재자 역할을 한다는 점이다.[2]

최근 아시아 국가의 소득 증가는 탄산음료, 동물 단백질, 지방, 탄수화물을 섭취하는 서양식으로 변화시켰다. 동시에 식이섬유의 섭취량은 감소했다. 이러한 변화는 궤양성 대장염이나 크론병 같은 장 질환을 유발하는 원인이 되었다.

음식 습관을 연구하는 과학자의 권유로 식이섬유가 풍부한 통 곡식, 해조류, 채소, 과일의 자연식을 서서히 늘리자 장 질환자의 질병 상태가 크게 호전되었다.[3] 아시아인의 음식 습관은 서양인과 차이가 있다.

따라서 염증성 장 질환은 음식과 상당한 관련이 많다. 그리고 음식에 대한 잘못된 편견을 바로잡을 필요가 있다. 따라서 공중 보건의 입장에서 건강과 음식은 직결되어 있다는 사실을 인식할 필요가 있다.

## 음식, 장내 미생물의 다양성

인체의 장내 미생물은 음식 처리와 미네랄 흡수를 돕고, 면역세포와 소통으로 비타민 합성과 호르몬 분비를 돕고 있다. 미생물은 신경 시스템까지 관여하며 인간 감정까지 조율하고 있다.

장내 미생물 군집의 중요성은 인간이 먹는 음식물의 영향력으로 엄청나게 크다. 식생활의 습관개선은 마이크로바이옴의 다양성으로 충분히 건강할 수 있다. 그리고 효과까지 많은 시간이 걸리지 않는다.

박테리아 세대는 약 20분~25분으로 아주 짧다. 장내 미생물의 환경 변화에 구성과 기능까지 필요한 시간은 하루면 충분하다. 미생물학자인 피터 턴바우(Petrer Turnbaugh) 연구팀은 인간을 대상으로 음식을 통한 연구 결과에서, 마이크로바이옴의 변화가 놀라울 정도로 빠르다는 것을 보여 주었다.[1]

참가자를 2팀으로 나누고, 한 그룹은 고기의 동물 식품을 식단으로 구성하고, 다른 그룹은 식이섬유가 풍부한 곡물, 콩류, 채소, 과일의 식물 식품으로 구성했다. 물론, 실험 전까지 참가자들은 채식과 육식의 여러 가지 식습관과 미생물 군집까지 다양했다.

실험이 진행되자 구분된 식사 그룹에 따라 미생물 조성과 유전자 활성이 일정하게 변화되었다. 마이크로바이옴은 좋은 쪽이든 나쁜 쪽이든, 정확하게 식단에 따라 맞추어 변화되는 특징이 있다.

또 다른 연구에서 궤양성 대장염의 염증성 장 질환자는 건강한 사람보다 장내 미생물의 다양성은 25% 낮았다. 낮은 미생물 다양성은 염증과 관련이 많다. 염증을 일으키는 미생물 조성은 관절염, 치매, 암 등 질병 위험성을 증가시킨다.

장내 미생물의 다양성은 건강의 지표가 된다. 비만자의 조사에서 과체중의 경우 건강한 사람 식단보다 인체에 나쁜 식단이 많았다. 즉 미생물 다양성이 낮은 비만자는 염증성(pro-inflammatory) 미생물이 많았고, 높은 비만자는 항염증성(anti-inflammatory) 미생물이 많았다.[2]

미생물의 다양성 지수는 당뇨의 전조 현상으로 인슐린 저항성 예측에 도움이 된다. 특히 몸무게보다 더 정확했다. 다양성이 높고 낮음과 상관없이 식단을 개선하고 체중을 낮추면 미생물의 다양성은 따라서 증가했다.[3]

이 발견에서 장내 미생물의 구성과 장기간 식습관 사이의 관련성을 시사하고 있다. 그리고 음식을 통한 식단 관리로 장내 미생물 군집을 장기적으로 개선하면, 질병 예방과 건강을 유지할 수 있다.

이 결과는 인간이 무엇을 먹어야 하는지, 그 근거와 문제를 동시에 해결하는 효과를 제공한다. 특히 마이크로바이옴의 중요성도 있지만, 건강을 위한 미생물 친화적인 식단의 중요성을 강조하고 있다.

## 인체 환경, 신바이오틱스(synbiotics)

인간의 장내 마이크로바이옴은 단순하지 않다. 인체의 장내 생태계 조성과 조절은 나만의 정글을 키우는 과정이다. 단순히 요구르트나 유산균의 영양만으로 건강한 인체를 조성하는 것은 아니다.

과거의 전통 음식에서 발효와 식이섬유가 풍부한 음식을 조사해 볼 필요가 있다. 음식 몇 가지로 조절한다고 만성 질병을 치료하거나 예방할 수 없지만, 도움을 줄 수 있는 것은 사실이다.

음식이 장내 미생물에게 어떤 영향을 미치는지, 먹는 행위가 건강에 어떻게 영향을 주는지 미생물의 역할을 이해할 필요가 있다. 음식의 역사는 과거 수천 년의 역사에서 시행착오를 겪으며 다듬어 왔기 때문이다.

인간과 같이 식물도 미생물군을 가지고 있다. 식물의 극소수 미생물만이 산소와 산소 없는 환경에서도 생존할 수 있다. 인간은 이러한 사실에서 절임 과정으로 좋은 음식을 만들어 먹어 왔다.

절임은 미생물 발효로 채소를 소금물에 담그는 순간에서 완성까지 시간에 따라 미생물의 환경과 구성은 끊임없이 변하는 과정이다. 해로운 곰팡이와 염분을 견디지 못하는 미생물은 도태하고 떠난다.

그러나 류코노스톡(Leuconostoc)은 산소가 없고 소금기 있는 환경에서 자라며 이산화탄소와 젖산을 생산한다. 젖산이 pH를 낮추면 살기 어려운 조건으로 떠나게 되고, 락토바실러스 등 산성 환경을 좋아하는 박테리아가 등장한다.

물론 절임 과정은 두 박테리아만이 작용하는 것은 아니고, 수십 종 이상의 세균이 환경이 변할 때마다 다르게 주도하며 활동을 한다. 이 과정에서 다른 미생물들을 못살게 만드는 환경 물질도 분비된다.

독일의 사우어크라우트와 한국 김치의 발효 절임 과정은 비슷하다. 채소와 소금으로 만드는 과정에서 다양한 미생물과 그 먹이가 되는 식이섬유가 풍부하다. 이눌린 성분을 가진 마늘과 양파는 미생물이 필요한 먹이가 되는 신바이오틱스(synbiotics) 음식이다.

신바이오틱스는 프로바이오틱스와 프리바이오틱스를 동시에 활용하는 방법이다.[1] 과학자들은 인체에 이로운 미생물과 그들이 좋아하는 음식을 동시 제공하여 인류의 건강 증진에 도모하고 있다.

장내 미생물에게 식이섬유 형태를 띤 복합 탄수화물, 즉 섬유질의 영양을 공급하면 여러 혜택을 얻을 수 있다. 미생물은 병원균 방어, 면역 체계 개선, 미네랄 흡수를 증가시킨다. 또 알레르기와 설사를 줄이고, 염증 개선으로 장 질환을 완화하고, 심장질환과 관련한 위험인자를 줄이는 역할을 한다.

음식 식단과 미생물의 군집을 연구하는 에니카 소넨버그(Erica Sonnenburg)는 인간의 미생물 군집을 이식한 쥐에게 섬유질이 없는 식단을 주자, 장내 미생물 수가 현저하게 줄어들었다. 다시 섬유질을 주자 거의 회복되었지만, 이전처럼 완전하지는 않았다고 했다.[2]

특히 장의 내피세포 벽은 장내 미생물이 연약한 부분을 뚫고 혈류나 다른 부분으로 나가지 못하게 된 점액질 막이다. 그러나 장내 미생물이 먹이가 부족하면, 복합 탄수화물로 덮인 장내 세포벽을 식량으로 삼는다.

따라서 장의 보호막이 약해지면, 장 누수 현상으로 염증이 발생한다. 어떤 박테리아는 내독소(endotoxin)로 염증과 인슐린 저항성을 만든다. 이 과정이 인체 마이크로바이옴의 악순환이다.

따라서 식사로 식이섬유를 많이 먹으면, 장내 미생물은 그 대가로 대사산물을 생성한다. 염증 예방과 감염을 막는 면역 화합물로 보답하는 것이다. 짧은사슬지방산은 수용성으로 혈액에 쉽게 흡수되어 장 세포에서 뇌세포까지 모든 면역세포의 에너지를 제공하고 있다.

호모 임무누스, 면역 인류

# 10장

# 유전자의 환경

## 유전자(DNA) 변화

자연 생태계의 환경은 항상 변하고, 인체의 환경도 계속 바뀌고 있다. 환경이 바뀌면 유전자 환경도 바뀐다. 환경은 고정되어 있지 않고, 유전자는 새로운 물질이나 환경 영향을 계속 받는다. 19세기 멘델의 유전법칙이 그러했듯 항상 변하고 있다.

그러나 과거에 받았던 생물학 교육은 유전자 유산은 돌에 새긴 것처럼 선택권이 없었다. 그러나 부모로부터 유전자를 받으면, 살아가는 환경 변화에 따라 자연선택으로 진화하게 된다.

따라서 인류가 살아가는 생활은 유전자의 끊임없는 변화가 일어난다. 21,300여 개의 인간 유전체(genome)가 쉼 없이 움직이는 것이다. 전구의 스위치처럼, 켜지고 꺼지고 다시 켜지고를 반복하고 있다. 무슨 행동을 하는지, 무엇을 먹는지 모든 것이 유전자에 반영되고 있다.

또 이 과정은 어떻게 생활하느냐, 스트레스를 받느냐 모두를 반영하고 있다. 인간이 환경을 바꾸는 것처럼, 유전자도 염기 서열의 변화로 도구적으로 영향을 받는다. 이것은 과거와 상당히 다른 관점이다. 우리는 이러한 사실을 정확하게 인식해야 한다.

인간은 유전자 시각을 바꾸어야 한다. 현대 과학에서 후성 유전체에 관심을 가지는 이유는 인간과 유전자가 고정적인 개념이 아닌 유연한 관계로 받아들일 수 있다. 이것이 현실이고 후성 유전학이 발전하는 반증이다.

유전자는 행동을 각인하고, 모든 것을 반영한다. 삶의 방식에서 선조 인류의 삶과 행동, 경험까지 고스란히 흔적으로 남긴다. 유전자는 그대로 반영될 뿐이다. 과거 질병에서 살아남았다면, 그 흔적을 물려받으며 다음 세대까지 전달하는 것이다.

흔적은 질병, 비만, 허약한 체질일 수 있고, 가족 내력일 수도 있다. 그리고 다음 세대는 유전적 유산을 수용하거나 거부할 수 있다. 특히 인체 환경을 만드는 것, 면역 환경을 만드는 것, 모두 본인의 의지에 달려 있다는 말이다.

인간은 다양한 유전자 풀을 가지고 있다. 누구는 더 가지고, 누구는 더 적을 수 있다. 과거 환자가 편도선을 제거 수술한 후 의사 처방의 약을 먹고 환자가 죽었다. 의학협회와 제약회사가 추천했던 대로 의사는 처방했으나, 죽게 만든 원인은 다름 아닌 유전자에 있었다.[1]

유전적으로 코데인 약 복용 후 모르핀으로 변환이 되었다. 그 이후 2013년 미국 식약청은 편도선을 수술할 때 코데인 사용을 금지했다.[2] 중요한 사실은 그 유전자를 유럽 혈통은 10%, 북미 혈통은 30%를 가지고 있다.

여자가 임신할 때 빈혈의 방지 목적으로 엽산을 먹으면, 초기 28일간

호모 임무누스, 면역 인류

신경관의 기형을 막을 수 있다. 오늘날 엽산은 미숙아 출산, 선천성 심장병, 자폐아 비율 감소와 관련이 있는 것을 알고 있다.[3] 아스파라거스, 잎채소, 감귤류에는 엽산이 많다.

극히 일부에 그치지만, 유전자 유발의 환경도 개인적인 통찰이 필요하다. 인류 건강의 중요한 정보로서 이러한 언급은 유전자는 유전이 되나, 유전되는 환경은 인간이 변화시킨다는 점을 유의할 필요가 있다.

환경적인 측면에서 유전자 다양성은 선조 인류가 만들어 왔던 과거의 흔적이다. 면역적인 측면도 유전적 유산으로 받아들이지만, 그 환경도 개인이 만들어 가는 과정으로 결론을 내릴 수 있다.

따라서 유전자 환경에서 인간이 만드는 환경은 중요하다. 유전자는 인간이 의도하는 대로 만들어지기 때문이다. 그 과정은 끊임없는 관찰과 인내가 요구되지만, 인체 환경에서 선택과 적응은 인류의 진화에서 근거를 찾을 수 있다.

## 유전자, 진화의 원동력

유전자의 변이는 생물체가 살아가는 원동력이다. 인간, 원숭이, 호랑이, 물고기 모든 생물체가 오늘날까지 살아오는 환경에서 최적화된 진화 형태로 생존의 우위 전략이었다.[1]

유전자의 돌연변이는 유전병을 제외하고 질병을 일으키는 요인이다. 돌연변이는 유전자 변화로 개체 특성이 바뀌는 현상이다. 그러나 개체의 변이가 환경에 최적화되면 살아남고, 그렇지 못하면 도태가 된다. 이것은 환경에 적응한 종만 살아남는 찰스 다윈의 진화론이다.

인간이나 식물은 추위를 느끼면 수분을 줄인다. 사람은 소변을 배출하고, 식물은 잎 수분을 줄여 당을 농축시킨다. 이러한 특성으로 사람은 추위에 노출되면, 포도당이 축적되어 당뇨병에 걸리기 쉽다.

400년 전 독일 와인 양조업자는 포도 수확을 앞두고 갑자기 서리를 맞았다. 포도는 형편없이 쪼그라들었다. 사업을 망칠 수 없어 얼었던 포도로 발효할 수밖에 없었다. 포도즙은 형편없이 적었고, 얼마 안 되는 포도즙으로 발효되었다.

미치도록 달콤한 아이스와인은 이렇게 탄생했다. 오늘날까지 이어지는 전설은 아이스와인 전문가로 변신시켰다. 그리고 해마다 언 포도를 수확하려고 서리를 기다리고 있다. 일반 와인과 아이스와인의 당분 등급은 각각 3과 28이다. 포도가 쪼그러드는 것은 수분 손실을 줄이려는 생물의 유전자 진화를 엿볼 수 있다.

고지대에서 발생하는 고산병은 산소결핍증이다. 해발 2,000미터에서 산소가 희박해지면, 인체에 나타나는 급성의 신체 반응이다. 고지대는 산소 농도가 낮아, 호흡 산소량도 줄어든다. 따라서 혈액 산소가 줄어들면 저산소 현상이 발생한다.

그러나 등산객을 돕는 셰르파는 고산병에 걸리지 않는다. 고산지대에서 생활하는 환경 때문에 고산병이 걸리지 않는다. 유전자 적응의 결과는 체내 산소와 영양소를 원활하게 만든다. 척박한 환경이 오히려 유전자 변이를 일으켜 돕는 것이다.

적혈구는 둥근 모양으로 산소와 영양분을 공급하고 이산화탄소를 배출한다. 그러나 말라리아 창궐 지역인 아프리카의 사람들은 낫 모양의 적혈구를 가지고 있다. 그 사람들은 다른 지역민보다 말라리아에 잘 걸리지 않는다.

원인은 특이한 적혈구의 모양 때문이다. 말라리아 원충은 적혈구에 서식하며 증식하고 질병을 일으킨다. 그러나 적혈구가 상대적으로 크기가 작은 초승달 모양은 말라리아 원충이 잘 증식하지 못하는 환경이 된다. 유전자가 돌연변이로 낫 모양이 된 것이다.

이 돌연변이로 적혈구 면적이 좁아 산소를 잘 운반하지 못하면 빈혈로 겸상적혈구 빈혈증이 발생한다. 특히 적혈구가 쉽게 파괴되는 특성으로 모세혈관을 통과하기 어렵다. 피로, 통증, 폐, 신장에 장애를 일으켜 주기적인 수혈로 뇌 손상을 막아야 하는 어려움이 따른다.

겸상적혈구 빈혈증에 걸린 사람들의 기대수명은 40세이다. 그러나 말라리아 또한 치사율이 높다. 생존의 입장에서 어느 것이 더 유리한지, 선택하는 고민은 있어도 아프리카 주민의 유전자 돌연변이에는 진화하는 이유가 있다.

생물체의 유전자는 고정 상태가 아니다. 생존 환경은 끝없이 변화하는 동적 평행상태에 있다. 생태계에서 미생물, 식물, 동물, 인간 모두는 환경 지배를 받지만, 유전자의 환경은 진화의 과정에서 공생하며 살아가야 하는 숙명이다.

유전자는 변해야 사는 운명이다. 인간은 단지 정적 상태로 바라볼 뿐이다. 그러나 생명은 끝없는 창조 과정으로 고립은 진정한 의미가 없다. 질병도 환경의 관점에서 파악할 필요가 있다.

## 유전자가 변하다, 세포 가역성

인간의 유전자는 체내 환경에서 세포, 세포막, 그리고 미토콘드리아 막의 지질 조건에 따라 계속 변하고 있다. 세포막에서 물질대사가 이루어지므로 그 중요성은 크다고 할 수 있다. 막 구조의 여건에서 대사가 되지 않거나 산소의 공급 중단은 질병이 발생의 원인이 되기 때문이다.

세포 대사에서 가장 중요한 부분이 미토콘드리아의 막 지질이다. 미국 국립보건통계센터와 미국 암학회에 따르면, 1920년대 미국인의 암 발생률은 3~5%에 그쳤다. 그러나 2003년 미국인 40%가 평생에 한 번 이상 암에 걸리는 것으로 나타났다.[1] 즉, 오늘날 암은 일상화가 되었다.

브라이언 페스킨(Brian Peskin)이 암의 유행병 이유를 유전자 또는 바이러스에서 원인을 찾는 것은 잘못이라고 지적했다. 그리고 오토 바르부르크는 저산소 현상을 암의 원인으로 발표했다.[2] 또 세포의 산소 부족이나 세포 특성을 입증했다.

세포의 산소 결핍은 미토콘드리아의 호흡 손상으로 암을 유발한다. 그러나 산소 공급으로 조건이 좋아지면 원상태로 회귀한다. 즉 세포는 가역성을 가지고 있다.[3] 현대 의학은 이러한 사실을 숨기고 수술을 고집하고 있다.

페스킨은 암 발병의 원인으로 세포에서 산소전달의 결핍을 주장했다. 그 근거로 가공식품을 지적하며, 모체 필수 지방산(PEO: parent essential oils)이 파괴된다는 것이다. PEO는 100조 개 세포의 주성분으로,

세포막의 25%를 구성하고 있다. PEO는 세포에서 산소 자석의 역할을 한다.

한국과학기술원 정종경 교수는 초파리와 인간 대장암의 연구에서, AMPK가 항암 단백질 LKB1 신호로 세포 골격을 이루는 액틴 미세섬유를 조절한다는 사실을 발견했다. AMPK(AMP-activated Kinase)는 세포에서 구조와 염색체를 유지하는 역할을 한다.

한편, 대장암세포에서 AMPK 기능을 인위적으로 증가시키면 비정상적 구조가 정상화되었다. 이 현상은 가역성으로, 결과는 AMPK 활성으로 암 치료와 예방 가능성을 시사한다. AMPK는 그동안 당뇨병과 비만의 치료 분야에서 많이 사용되었다.

인체에서 에너지를 만드는 미토콘드리아 막 60%가 단백질 효율의 막 구성에 달려 있다. 막 지질은 에너지 생산 과정에서 중요하다. 최고의 지질인 카디오리핀(cardiolipin)은 네 개의 지방산으로, 불포화지방은 막에 유동성을 제공하지만, 산화되는 문제가 발생한다. 따라서 대사 속도를 높이려면 유동성도 필요하지만, 오래 살기 위해서 산화 문제도 해결해야 한다.

수명이 긴 동물은 DHA와 아라키돈산 같은 이중결합이 많은 불포화지방산이 적다. 반면, 리놀레산처럼 이중결합이 적은 불포화지방산이 많다. 지질 구성은 다르게 나타나지만 잘 변하지 않는 특성이 있다. 동물은 지방산을 바꾸며 미토콘드리아 조건에 맞춘다. 그러나 미토콘드리아 막 구성은 변화시키기는 쉽지 않아 계속 노력해야 한다.

가공식품은 보관 목적으로 트랜스지방을 사용하지만, 건강에는 좋지 않다. 식물성 불포화지방산의 들기름, 참기름, 올리브유를 섭취해야 한다. 이것은 세포막의 지질 개선으로 PEO을 선호할 이유가 있다.

동물이나 사람 모두 나이가 들면 불포화지방산이 많아진다. 늙은 쥐는 고도불포화지방산이 많아지는 반면, 포화지방산은 줄어든다. 미토콘드리아는 나이를 먹을수록 카디오리핀이 줄어들어 산화에 더욱 취약하게 된다. 따라서 오래 살기 위해선 미토콘드리아의 고도 불포화지방산의 비율을 낮추어야 좋다.

그리고 AMPK 효소는 세포 대사에 유익하다. 에너지 대사의 항상성을 위해 AMPK 효소를 많이 이용할 필요가 있다. 대사에서 간, 골격근, 췌장은 비중이 높은 짧은 불포화지방산과 AMPK 효소가 든 음식을 섭취하면, 건강할 수 있다.

## 인간 유전자, 바이러스와 공생

인간의 유전자는 미생물과 공생으로 변화되었다. 인체 공생의 세균이나 바이러스는 환경에 따라 적응했던 과정이었다. 이 사실은 건강의 유지 측면에서 이해할 필요가 있다.

예방 접종은 약하게 만든 바이러스를 이용하여 치료에 활용한다. 약한 바이러스를 주사하면, 면역세포는 항체를 만들어 대항한다. 그리고 면역세포는 다시 침입해도 기억하여 언제나 방어하는 것이 백신의 역할이다.

인류는 과거부터 세균이나 바이러스와 공생해 왔고, 그 시작은 단세포였다. 생명 현상은 부모 유전자의 접합자로 탄생한다. 유전자에는 수백만 년의 선택과 진화 흔적이 그대로 반영되어 있다. 세포에는 유전자 DNA가 들어 있다.

DNA는 오늘날까지 전체 유전체 가운데 확인된 것은 10%도 안 된다. 나머지는 작용이 없다고 판단하여 쓰레기 DNA라고 불렀다. 그러나 연구가 진행되면서 그 정보가 진화의 핵심이라는 사실에서 비암호화 DNA로 이름을 바꿨다.

비암호화 DNA의 근원을 알면, 놀랄 필요도 없다. 세포는 미토콘드리아가 에너지를 생산한다. 미토콘드리아는 과거 세균으로, 자체 DNA를 가지고 있다. 특히 인간 DNA의 비암호화 DNA에서 약 10% 이상이 바이러스라는 사실이다.[1]

인간은 박테리아와 바이러스와 공생하며 진화했다. 그 근거는 돌연변이로, 유전자 변화는 돌연변이의 산물이다. 과거에는 임의로 드물게 발생한다고 여겼지만, 오늘날 환경에서 필요에 따라 수없이 일어나는 현상이다.

인간의 면역 시스템은 미생물과 공생으로 발전해 왔다. 항체는 병원균 표적의 특수 단백질이다. 인간의 유전자 21,300여 개로 설명하기는 어렵지만, 면역 시스템의 항체는 튀는 유전자로서 설명할 수 있다. 면역 B 유전자는 찾기-오려 내기-꿰매기 방법으로 대응한다. 이것은 바이러스의 돌연변이 기전이다.

튀는 유전자는 비암호화 DNA로 변화하는 환경에서 주된 역할을 한다. 항체는 일단 만들어지면 다시 공격을 받아도 기억하고 대응한다. 튀는 유전자의 방식을 이해하면, 면역 시스템의 효과적인 유전자 속성을 알 수 있다.

유전정보는 DNA에서 RNA로, 그리고 단백질을 만드는 것이 과학의 도그마였다. 그러나 레트로바이러스 발견으로 상황은 반전되었다. RNA 구성의 레트로바이러스는 역전사 효소를 이용해 RNA에서 DNA로 전사하며 정보를 역전시켰다. 청사진을 복사하는 것이 아니라 기본 청사진을 다시 만드는 것이다.

1959년 노벨상 수상자 루리아(Salvador Luria)는 바이러스가 인간 유전체로 이동하면, 세포의 성공적인 유전 패턴이 된다고 설명했다.[2] 그러나 동료인 빌라레알(Luis Villarreal)은 이 이론이 수용이 쉽지 못할 것으로 판단했다. 인간은 바이러스의 도움을 받았다는 주장에 불쾌하게 반응한다.

그러나 공생한 미생물들은 진화와 창조에서 핵심적인 역할을 했다. 진화적 관점에서 공생생물에 기댈 필요성이 있다는 이야기다. 2005년 빌라레알이 자신의 저서《바이러스와 생명의 진화》에서 바이러스를 새롭게 보는 시각의 필요성을 제기했다. 그리고 바이러스를 새로운 유전자를 만드는 궁극의 창조자라고 표현했다.

인류의 생존에서 유전자가 중요했듯이, 유전체에서 바이러스는 중요하게 작용하고 있다. 인류는 진화하는 과정에서 바이러스 속성을 유전암호로 사용한 것은 필요에 의한 선택이었다. 따라서 인간은 바이러스 공생으로 현재까지 살아남은 사실을 기억해야 한다.

## 유전자, 공생의 흔적

한국을 포함한 동아시아에 사는 인류는 2만 년 전 신종 코로나바이러스 감염증과 매우 유사한 호흡기 감염병을 앓았던 사실이 있다.[1]

키릴 알렉산드로프(호주 퀸즐랜드공대) 교수와 데이비드 에너드(미국 애리조나대) 교수의 공동 연구진은 국제학술지 〈커런트 바이올로지〉에서, 동아시아의 인간 유전체에서 약 2만 년 전 코로나바이러스가 침입한 흔적을 찾았다고 밝혔다.

코로나바이러스는 아시아에서 과거 세 차례나 대규모 감염병이 발생했다. 중증급성호흡기증후군(SARS)은 2002년 중국, 코로나19도 2019년 중국에서 집단감염이 발생했다. 또 2012년 중동호흡기증후군(MERS)은 사우디아라비아에서 발생했다. 모두 코로나바이러스에 속하는 RNA 바이러스라는 공통점이 있다.

인간 유전체에는 바이러스 진화의 흔적이 남는다. 바이러스는 인간 세포에 침입하여 세포 유전체의 단백질 공정에서 자신의 유전자를 복제한 뒤 빠져나가는 특징이 있다.

이때 바이러스의 복제 단백질은 유전체에 화석처럼 흔적을 남긴다. 바이러스 유전자가 인간 유전자에 새겨지는 것이다. 이를 바이러스와 상호 작용하는 단백질(VIPs)이라고 부른다.

지나온 역사에서 인간 유전자는 바이러스의 침입을 받을 때마다 이러한 단백질을 생성했고, 세대를 거치며 자손에게 전달되었다.

연구진은 5만 년 전부터 바이러스 유전자가 인간의 유전체에 유입됐다고 주장했다. 조사 결과에도 코로나바이러스의 인간 유전체에 남은 유전자는 총 420개로 나타났다. 코로나-19 관련 유전자 332개, 사스와 메르스 관련 유전자는 88개였다.

공동 연구진의 1000 게놈 프로젝트는 미국과 영국이 주도한 대륙별 26개 인구 집단의 유전체를 해독하는 사업이다. 그리고 인간의 유전자 지도는 지역별, 개인별 차이를 조사하는 작업이다.

그리고 동아시아의 유전체에서 코로나바이러스 유전자 42개를 찾았다. 동아시아는 한국, 중국, 일본, 몽골, 대만 지역이다. 다른 지역의 유전체에는 전혀 발견되지 않았다.

처음으로 코로나바이러스가 나타난 시기는 2만여 년 전, 이 시기에 동아시아 지역에서 코로나-19와 비슷한 감염병이 퍼졌다는 뜻을 시사한다.

과거 감염병의 유행에서 인간에게 전달된 바이러스 유전자는 감염병과의 투쟁에서 기억된 항체로 작용하기 때문에 우리에게 도움이 될 수 있다.

바이러스는 인간 유전체를 변화시키는 진화의 촉발 요인이기도 하지만, 인간 유전체에서 바이러스 흔적은 또 다른 향후 전염병을 일으키는 바이러스의 식별에 도움이 되고 있다.

따라서 인간 유전체에서 바이러스는 돌연변이를 만드는 역할도 하지만, 이러한 변이의 지속은 인류의 생존에서 유리하게 작용할 수 있다는 뜻으로 해석할 수 있다.

호모 임무누스, 면역 인류

## 세포, 마스터 유전자

인간 세포는 수정란으로 만드는 전능성(totipotency)을 가지고 있다. 또 배아줄기세포는 다능성(pluripotency)이다. 그리고 신경세포, 적혈구, 림프구처럼 제한하여 분화하는 줄기세포는 만능성(multi-potency)을 가지고 있다.

인체의 상처는 시간이 지나면 저절로 낫는다. 이것이 줄기세포의 역할이다. 줄기세포는 평소에 아무런 역할도 하지 않지만, 신호가 켜지면 분열하며 특정 세포로 분화하면서 복구한다. 배아줄기세포는 세포와 조직으로 분화하는 능력이 있다.

배아줄기세포(embryonic stem cell)의 embryonic은 배아, stem cell은 줄기세포다. 1981년 마틴 에반스(Martin John Evans)가 생쥐 ES 세포 배양에 성공했다.[1] 만능 세포인 ES 세포는 뛰어난 증식 능력으로 모든 종류의 세포를 만들 수 있다.

제임스 톰슨(James A. Thomson)은 인간의 ES 세포를 배양하여 적절한 자극으로 다양한 세포로 분화시켰다.[2] ES 세포를 이용하면 각종 세포를 배양할 수 있고, 신경 손상, 심장 손상 환자에게 이식하면 도움을 줄 수 있다.

문제는 인간 배아로 ES 세포를 만들면, 배아 주인의 DNA를 갖는다. 그리고 이식하여 ES 세포를 응용하여 사용한다면, 인간 윤리와 면역 거부의 위험이 따른다. 이의 극복을 위해 인간 피부세포를 이용하여 유도만능줄기세포(iPSC)를 야마나까 신야 교수가 처음으로 발견했다.[3]

인간의 몸은 1개의 수정란에서 시작한다. 수정란은 외배엽, 중배엽,

내배엽으로 나뉘고 다시 각종 세포로 분화된다. 분화 세포가 원래로 되돌아가는 현상이 역분화(dedifferentition)로 초기화와 재프로그래밍이 된다. 분화 세포를 미분화 상태로 되돌려 ES 세포나 수정란에 가까운 상태로 만드는 것이다.

따라서 신경세포는 신경세포로, 혈액세포는 혈액세포로 만드는 유전자 복제는 원본에서 필요한 부분의 복사와 전체 복사의 두 가지 방법이 있다. 필요한 부분을 책갈피로 표시하면, 필요 부분만 복사할 수 있다.

동물학자 바이스만(A. Weismann)은 1893년 생식질 유전이론을 발표하고, 인체의 완전한 복사본은 정자나 난자의 생식세포뿐이라고 주장했다.[4] 그러나 존 거든(John Gurdon)은 아프리카 발톱개구리의 창자 세포를 이용하여 올챙이를 만들었다.

세포의 유전정보는 세포핵에 있다. 거든은 개구리의 창자 세포에서 핵을 채취하고, 다른 개구리의 난자 핵을 제거한 후 핵을 이식했다. 이것을 핵이식(nuclear transplantation)이라고 한다. 그리고 핵을 이식한 난자에 자극을 주어 세포 분열이 시작되고 올챙이가 출생했다.

바이스만의 주장이 옳다면, 거든이 실험했던 창자 세포핵으로 올챙이가 태어날 수 없다. 그렇지만 핵이식으로 올챙이가 태어났다. 창자 세포에도 개구리의 청사진이 들어 있다. 분화된 창자 세포가 초기화되어 체세포로 되는 것이다.

포유류도 같은 현상이 일어난다. 1997년 영국에서 복제 양 돌리가 탄생했다. 이언 윌무트(I. Wilmut)는 핵이식으로 양을 복제했다. 양의 젖샘 세포의 핵을 제거한 후 다른 난자에 이식하고 자극으로 복제 양 돌리를 탄생시켰다.

호모 임무누스, 면역 인류

양서류인 개구리와 포유류인 양의 세포핵이식은 체세포에 설계도가 있다는 증거이다. 그리고 세포 간 차이는 책갈피가 결정한다. 설계도는 같지만, 책갈피는 다르게 분화되어 각각의 세포가 되는 것이다. 세포의 운명은 설계도가 아니라 책갈피로 결정되는 것이다.

생물학에서 세포의 책갈피는 핵의 전사인자(transcription factor)이다. 세포 내 세포질의 활성화 단백질이다. 세포의 전사인자를 다른 세포에 주입하면 성질은 바뀐다. 1980년 초파리로 생물의 발생 과정을 연구한 월터 게링(Walter Gehring)이 전사인자를 발견했다. 그리고 초파리 눈의 전사인자인 암호 유전자(Pax 6)를 더듬이 세포에 이식했더니 더듬이에 눈이 생겼다.

이 실험으로 모든 세포의 설계도는 같으며, 세포의 운명도 전사인자가 결정한다는 사실이 밝혀졌다. 또 포유류의 피부 섬유아세포에 근육 유전자를 넣으면 근육이 된다. 세포의 운명은 전사인자로 결정되기에 마스터 유전자(master gene)라고 부른다.

# 3부

## 습관 면역

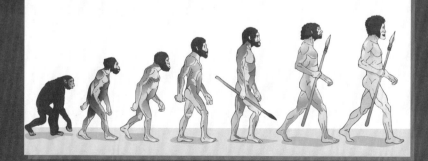

# 11장

# 습관과 면역

## 세포 습관, 면역

면역은 인체 세포의 습관이다. 현대는 과학 문명으로 편리성과 효율성을 맞이하며, 인체 세포는 새로운 습관을 형성한다. 그러나 역기능도 만만치 않아 건강 측면에서 여러 가지 질병 현상을 겪는다.

자연 파괴와 환경오염으로 공해는 더 심각해지고 있다. 자동차 공해는 차치하고, 운동하지 않는 습관은 건강을 나쁘게 만든다. 이로 인한 생활습관병은 생활 난조, 과식, 폭음, 과로, 스트레스, 운동 부족, 수면 부족이 직접적인 원인이 되고 있다.

환경오염과 잘못된 생활습관이 당뇨, 고혈압, 암 등 질병을 만들었다면, 병에 걸리지 않는 생활습관을 위해 절제되고 규칙적인 행동이 필요하다. 심지어 의도적으로 불편함을 만드는 행동 양식도 요구된다.

1990년 휴먼 게놈 프로젝트가 시작되었다. 의학계는 흥분했고, 인간 유전체 분석으로 유전자 지도를 완성하면, 질병 극복에 도움이 될 것으로 확신을 했다. 그리고 2001년 인간 유전자 지도가 완성되었다.

그러나 기대만큼 계획은 호응하지 못했다. 유전 질환 외에 질병 극복에 도움이 되는 내용은 없었다. 생물학자 크레이그 벤터(J. C. Venter)는 인간의 특성이 유전자에 각인되는 유전자 결정론과 유전자로 질병 변이를 인과적으로 이용하겠다는 생각은 완전하게 틀렸다고 시인했다.[1]

벤터는 인간의 복잡성과 다양성은 유전자로 환원될 수 없으며, 그보다 생활환경과 습관이 중요하다고 역설했다. 따라서 과학자들은 마이크로바이옴의 미생물 분야로 관심을 돌렸다.

마이크로바이옴의 프로젝트를 진행하면서 중요한 내용이 발표되었다. 후성 유전학자들은 유전자보다 환경이 더 중요하다는 사실을 발견했다. 유전자는 부모에게 받은 것만이 아니라, 살아가는 환경이 더 중요한 결정을 한다는 내용이었다.

물론, 부모로 받은 유전자를 무시하면 안 된다. 인간은 인생을 어떻게 사느냐에 따라 유전자 발현에 영향을 미치고 있으며, 유전자의 구성 요인도 변화되어 후대 자손에게 전달되는 것이다.

의학은 치료와 예방으로 나눈다. 오늘날 질병 치료의 의학은 전통적으로 한의학과 함께 발전해 왔다. 그러나 현대 의학의 취약점으로 예방 의학의 개념이 근본적으로 부족하다는 사실이다.

한국은 산업사회로 접어들며 영양실조와 절대빈곤 상태를 벗어났다. 그리고 빠른 기간 내 평균 수명과 건강 수명이 늘어났다. 하지만 고혈압, 당뇨병, 암 등의 생활습관으로 인한 질병도 많이 늘어났다.[2]

전 세계적으로 매년 약 4천만 명이 죽는 비전염성 질병(NCD)은 약 70%를 차지한다.[3] NCD는 전염 질병이 아니라 만성적인 질병이다. 유전학, 생리학, 환경, 행동을 포함한 여러 요인이 모여 작용하는 결과이다.

생활습관병은 보건 당국의 지도와 개개인의 상식으로 책임지고 관리를 해야 한다. 따라서 오늘날 질병은 병원이나 의사 중심의 치료 시대에서 개인 중심의 질병 예방 시대로 전환이 되고 있다.

의학 교육도 과거에는 질병 원인과 병리 작용을 공부하지만, 병원은 원인보다 결과에 치중하고 있다. 이러한 관점은 약물치료로 환자가 건강하게 되는 구조는 아니다.

자연 의학은 스스로 치유하는 인체의 자연치유력에 근거한다. 건강을 지키려면 치유력이 있는 면역 기능이 우선되어야 한다. 따라서 건강은 스스로 지켜야 하므로, 누구에게 의지해서 안 된다. 스스로 각인되는 세포의 행동 습관으로 바꾸는 자기 의지가 필요한 것이다.


## 생활습관, 유전자 변화


인간은 예방 설계의 방어 시스템과 면역 시스템으로 보호되고 있다.[1] 선천적으로 유전적 문제가 아니면, 과도한 생활습관으로 생기는 질병에 노출되지 않을 수 있다. 일본 의사 신야 히로미의 지적이다.

수많은 환자와 접하면서 의학은 진보했으나, 고통받는 환자는 오히려 더 늘어났다. 이러한 단순 의문을 가지고 시작된 환자들의 생활양식에서 과거부터 현재까지의 식습관과 질병 연관성을 연구했다.

임상 의사로서 수십 년간 조사한 결과, 어떤 생활습관을 가지며 어느 식품을 섭취하느냐에 따라 위, 장, 건강 상태까지 좌우된다는 사실을 깨달았다. 현대 의학에서 질병 예방에 대한 식습관과 생활습관의 지도가 없는 점은 잘못된 의료제도의 맹점이다.

특히 질병에 걸리는 원인은 오랜 기간의 잘못된 식습관과 부조화의 생활습관이었다. 어떻게 하면 건강에 좋고, 무엇이 나쁜 식품인지 모르기 때문에 질병에 노출되는 것은 지극히 당연하고 정상적인 일이다.

따라서 질병은 피할 수 없는 것이 아니라, 평소 식습관과 생활습관의 행동에서 비롯되고 있다. 특히 교육받고 믿었던 상식마저 틀렸다는 것은 심각했다. 건강에 좋다고 교육하고 그렇게 생각해 왔던 식품이 오히려 건강을 해치고 있다는 점이다.

시대에 걸맞지 않지만, 현대 의학에서 주장하는 영양학도 틀렸고, 맹신해 온 현실에서 원인을 찾았다. 정책적으로 칼슘을 섭취시키기 위해 우유가 좋으니 성장기 어린이는 동물 단백질을 섭취해야 한다고 했다. 특히 급식 명목으로 학생들까지 우유를 마시게 했다.

중요한 문제는 영양학과 영양 상식이 틀렸다는 사실이다. 우유와 마가린은 건강에 도움이 되지 않는다. 담배는 건강에 나쁘지만, 정부가 규제하지 않는다. 이러한 점은 잘못된 사회 현상을 반영한 것으로 안타까운 현실이다.

그리고 수돗물의 불소화, 저염 식이의 의도적 왜곡, 편도선과 맹장의 절제, 모두 질병을 권유하는 형식 의학이다. 그 내용에는 영리 목적이 있다.[2] 그리고 영양학 교육을 받지 않은 의사가 영양 상식도 없이 전문가인 양 처신하고 있다. 환자는 결국 스스로 정보를 찾아야 하고, 건강을 지켜야 하는 현실이 되고 있다.

인체에 안 좋은 음식을 먹는 것도, 모르고 먹는 것도, 모두 스트레스 요인이다. 그러나 자신이 수용할 수 있는 범위 내에서 즐겨야 한다. 따라서 인체의 수용 범위는 섭취, 소화, 배설, 그리고 해독을 요구되기에 이 점을 유의할 필요가 있다.

오늘날 현대인은 육류 음식을 즐긴다. 육식이 나쁘다는 사실을 알고서 몇 차례 제한하곤 한다. 그것도 인조 사료가 아닌 자연 상태의 사육 고기를 선택해야 한다. 이것 또한 스트레스 현실이다.

따라서 건강하고 장수하려면, 자연 친화적인 올바른 식생활과 생활 습관을 잘 유지하고, 실천하는 자세가 더더욱 요구된다.

## 편리한 생활습관, 질병

건강에서 건전한 생활은 절대적 기준은 아니지만, 심각한 문제는 피할 수 있다. 2001년 인간 유전체를 해독한 이래, 정신적이나 육체적 관점에서, 장애와 질병에서 유전자의 중요성은 점점 높아지고 있다.

유방암과 심장마비에서 우울증, 비만, 알츠하이머병까지 유전자와 질병의 연관성을 찾기 시작했다. 과학자들은 다양한 질병에 걸릴 수 있는 위험 요인의 특정 유전자를 찾으려고 노력하고 있다.

과학자들의 결론은 생활습관이 질병의 위험을 줄일 수 있다는 점이다. 후성 유전학에 따르면, 유전자 수준에서 화학물질, 식습관, 운동, 환경의 변화로써 건강을 유지할 수 있다고 한다. 따라서 이러한 선택은 유전자가 불리하게 작용을 해도, 질병 위험을 늦출 수 있는 근거를 제공한다.

흡연이 유전자에 미치는 영향은 잘 알고 있다. 흡연은 건강에 나쁘다. 담배의 발암 물질은 인체에 나쁜 영향을 미치고, 항암 유전자가 발현하지 않거나 기능하지 않으면 암세포가 되는 것이다.

그러나 생활방식에서 올바른 식습관과 운동은 유전자 발현에 강력한 영향을 미친다. 최근 연구에서, 음식으로 심장 위험의 유전자를 끌 수 있고, 운동이 줄기세포의 뼈와 혈액세포를 발현시켰다. 각각은 생활습관이 유전자에 작용하는 증거가 된다.[1]

생과일과 채소 식단은 심혈관질환의 유전자 위험을 감소시킨다. 유전적으로 심장마비 위험이 있는 사람이 과일과 채소 식단을 하지 않을 때 위험은 2배나 증가했다. 그러나 채소를 충분히 먹어 기분 전환과 유전자의 변화는 장기적으로 심장병 위험을 줄일 수 있다.

운동은 심장, 혈관 건강, 알츠하이머, 수명 연장의 건강 이점을 제공한다. 운동은 좋은 유전자의 발현 역할을 한다. 줄기세포는 특정 분화를 선택할 수 있다. 쥐의 실험에서 일주일에 3회 정도의 러닝머신을 했을 때, 줄기세포가 지방세포가 아닌 골수의 혈액세포가 되도록 유도했다.

운동이 줄기세포가 성숙한 세포로 분화하여 영향을 미친다면, 특정 질병의 위험을 유전자 수준에서 낮출 수 있다. 운동이 신체적, 정신적 건강 문제에서 위험 요인을 감소시켰다는 증거를 제공한다.

생활습관이나 환경 요인으로 변화하는 것은 유전자만이 아니다. 주변일 수 있으며, 이는 유전자 변화로서 설명할 수 있다. 생활환경과 생활양식은 DNA 메틸화, 히스톤 아세틸화, micro RNA 발현 같은 후성유전자의 메커니즘에 영향을 미친다. 특히 메틸화는 환경 요인에 반응

　　　　　　　　　　　　　호모 임무누스, 면역 인류

하는 분자로 먹는 음식, 접촉 물질, 바이러스에 영향받는다. 메틸화는 유전자 발현의 단서로써 작용하고 있다.[2]

최근 연구에서, 정신분열이나 양극성 장애를 앓는 쌍둥이가 특정 질병과 관련하여 유전자의 메틸화 방식에 차이가 있는 것을 발견했다. 인간은 같은 유전체를 가져도 유전자의 주변 분자가 중요한 역할을 하는 것이다.

생활습관이 유전자의 영향 요인인 것은 사실이다. 한편, 유전자는 심장병, 체중 증가, 우울증 같은 위험 요인에 영향을 미칠 수 있다. 이에 반해, 생활습관은 유전자에 좋은 방식으로 건강에 영향을 미친다.

따라서 건강은 환경 요인의 생활습관으로 결정되고 있다. 가족력은 질병을 예측하는 인자지만, 이것 또한 바꿀 수 있다. 생활습관은 절대적인 것이 아니고, 회피하는 차이로서 건강을 유지할 수 있다. 이것은 의료 방식이 아닌, 생활습관으로 건강을 지키는 길이다.

## 해독 습관, 질병 치유

질병은 혈액의 오염에서 시작한다.[1] 동양의학에서 질병은 하나의 원인에 의하여 시작된다는 사고이다. 어혈, 체내의 탁한 피를 정화하면 질병이 낫는다는 생각이다.

어혈을 제거하는 요법으로 옛날에 거머리를 많이 사용했다. 특히 등이나 어깨 결림이 있을 때 거머리를 올려놓아 맺힌 피를 빨게 하면 결림이 제거되었다.

그리고 인체의 간이 나쁘면 간 경혈, 신장이 나쁠 때 신장 경혈에 올려놓아 어혈을 빨게 하여 질병을 고쳤다. 그러나 거머리 요법은 오늘날 완전히 사라졌다.

인체는 계속 교체되는 세포와 음식 소화되고 난 후 폐기물이나 독소가 쌓이고 있다. 따라서 정기적으로 해독에 신경을 써야 한다.

인체에는 간, 신장, 림프액 등이 해독 기능을 담당하고 있지만, 독성물질 수준에 따라 한계가 따른다. 오늘날 오염 환경에서 배출 독소보다 유입 독소가 많은 경우가 허다하다.

이는 산소량 감소, 결장 기능 저하, 세균 바이러스 곰팡이 유입, 기생충 공격에 무방비 상태를 초래한다. 이러한 상황은 바라지 않지만, 환경에 취약할 수밖에 없다.

인체에서 독성물질은 혈액 pH를 낮추어 산성 환경을 만든다. 해로운 미생물이 번성하는 환경을 만들고, 효소 작용이 될 수 없는 조건이 된다.

일반적으로 질병은 체내 환경이 독소와 해로운 균에 장식된 상태가 된다. 이 상태를 피하려면 규칙적인 해독이 필요하다. 모든 질병 치료에 전신 해독을 강조하는 의사도 있다.[2]

인체 기관의 중독은 결장에서 시작된다. 장 내벽에서 독소가 혈류로 새어 나가면 혈액이 오염되고 간까지 영향을 미친다. 독소가 많으면 신장, 림프절, 방광에 이르게 된다.

면역 기능의 80% 이상이 결장에서 이루어진다. 노폐물이 가장 먼저 도착하고, 분변 형태로 소장 내벽에서 형성된다. 심지어 죽음은 대장에서 시작된다는 말이 있을 정도다. 따라서 프리바이틱스 섭취로 환경

독소를 제거하면 도움이 된다.

기생충은 독성물질에서 잘 성장한다. 설탕, 인스턴트 식품, 오염 혈액을 먹이 삼아 번성한다. 특히 음식물의 곰팡이에서 나오는 아플라톡신 독소는 기생충 먹이가 되고 있다. 검은 호두껍질, 약쑥, 정향은 기생충 제거에 도움이 된다.

신장은 하루 140리터의 혈액을 여과하여 소변으로 2리터의 노폐물을 제거한다. 신장 기능을 유지하려는 데 셀러리 씨앗이나 수박을 자주 먹어야 한다.

혈액에 장의 내독소가 유입되면 동맥과 정맥의 탄력성이 감소하고 딱딱해진다. 노폐물 축적은 순환계 기능 약화로 영양과 산소 공급이 잘 전달되지 않는다.

혈액 여과의 또 다른 기관은 세균이나 바이러스 공격을 받는 간과 방광을 해독해야 한다. 간은 거의 6주마다 재생되지만, 이상이 생겨도 증상을 별로 느끼지 못하는 특징이 있다.

간과 신장의 해독 방법으로 커피 관장과 소금 청소, 채소와 올리브유가 있다. 리처드 슐츠(R. Schulze)의 해독용 토닉은 붉은토끼풀, 우엉 뿌리, 미국자리공, 애기수영, 채퍼렐 구성으로 효과가 우수한 것으로 유명하다.

그리고 막스 거슨(Max Gerson) 요법은 독소와 영양 결핍을 개선하는 특징이 있다. 그 핵심은 효소, 무기질, 호르몬의 기능 회복으로 해독클리닉으로 잘 알려져 있다.

## 스트레스, 인체의 적응

스트레스는 인체 적응의 메커니즘이다. 환경에 적응하는 심리적 변화와 질병에 대처하는 생물적 변화의 과정이다.[1] 스트레스를 겪는 생활방식은 인체를 질병에 취약하게 할 수도 있고 강화할 수도 있다.

스트레스는 관점에 따라 환경적, 심리적, 그리고 생물적으로 나뉜다. 환경적 스트레스는 적응 요구의 객관적 관점이다. 심리적 스트레스는 특정의 상황 요구로서 주관적이다. 그리고 생물적 스트레스는 심리적, 육체적 조건을 조절하는 시스템이다.

따라서 스트레스와 질병 관계는 사람마다 다르고, 민감성도 다르다. 질병의 발생도 어떤 사람에게는 아무렇지 않을 수도 있다. 질병은 여러 가지 배경의 상호 작용으로 일어나기 때문이다.

스트레스에 취약한 것은 유전적 취약성, 대처 스타일, 성격 유형, 사회적 지원이 다르기 때문이다. 스트레스는 어떤 문제에 직면할 때, 심각한 정도로써 판단하고 대처하는 자원으로 결정이 된다. 상황이 심각하고 자원도 없으면, 스트레스를 더 받는다고 인식하는 것이다.

스트레스가 부정적인 영향만 미치는 것은 아니다. 스트레스를 견뎌, 무기력을 극복하거나 좋은 태도의 향상은 긍정적인 요인으로 건강에 도움이 된다. 스트레스 연구의 선구자인 한스 셀레(Hans Selye)는 이 현상을 유스트레스(eustress)라고 불렀다. 유스트레스는 부정적인 디스트레스(distress) 해소에도 도움이 된다.[2]

스트레스는 적응의 요구로 강도를 높이는 경향이 있다. 잘 대처하지 못한다 해도 최적의 건강 상태를 유지하고 생활습관에서 경고로 받아들이면 긍정적이다. 이러한 행동을 강화하는 스트레스는 경쟁 우위를 제공하는 역할을 한다.

스트레스가 대처 능력을 초과해 피로하거나 행동 장애를 일으키면 부정적이다. 해로운 스트레스는 고통으로 과잉 반응, 혼란, 집중력 저하, 성과 불안을 유발하고 수준 이하의 성과를 초래한다.

최근 연구에서 단기 스트레스는 면역체계를 강화하지만, 만성 스트레스는 면역체계에 나쁜 영향을 일으킨다. 카테콜아민과 억제 T세포 수치가 높아져 면역체계 억제는 바이러스의 감염 위험이 크다. 스트레스는 기관지 수축의 유도로 히스타민을 방출한다.

스트레스는 특히 비만의 당뇨병 위험을 높이고, 심리적 스트레스로 인슐린 요구를 받는다. 스트레스는 심리적으로 위산 농도를 변화시켜 소화 궤양, 스트레스 궤양, 궤양성 대장염을 일으킨다.

또한, 만성 스트레스는 동맥에 플라크 축적을 유발한다. 특히 고지방 식단은 더 많은 문제를 일으킨다. 많은 스트레스를 받는 생활과 정신 질환은 신체적 질병보다 더 강하게 나타나는 경향이 있다.

스트레스와 정신적인 관계는 뇌 신경에서 강하게 나타나 우울증, 정신분열로 나타난다. 면역체계와 질병의 인과관계에 대한 증거는 없었으나, 최근 연구에서 스트레스, 종양 발생, NK세포 억제의 연관성이 발견되었다.[3]

단기 스트레스가 만성 스트레스로 가중되면 질병이 된다. 따라서 유스트레스(eustress)로 인식하고 해소해야 한다. 스트레스를 즐기는 사람은 질병이라고 생각하는 사람보다 사망률이 40% 낮았다.

따라서 스트레스는 긍정적으로 생각할 필요가 있다. 여유를 가지는 습관은 부교감신경 우위의 여건을 만든다. 또 적당한 스트레스는 긴장

감으로 일의 능률을 증가시킨다. 따라서 인체 적응 메커니즘으로 스트레스를 활용하는 생활습관은 건강에 도움이 될 수 있다.


## 긍정적인 생각, 자연치유력


　수십 년간 의학 연구는 약물의 개선 과정에 플라세보 효과를 인식하기 시작했다. 최근 연구에서 긍정적인 생각이나 감정을 경험하면, 장수하고 감기도 걸리지 않는 정도의 건강 이점을 가질 수 있다.[1]

　인체와 마음의 연결 관계는 알려졌으나, 심리 상태가 생리에 미치는 영향은 과학의 비밀이었다. 노스캐롤라이나 대학의 프레드릭슨(B. Frederickson)과 크록(B. Klok)의 연구에서, 심신 관계를 이해하는 데 중요한 사실을 발견했다.

　뇌에서 심장까지 여러 기관에 걸쳐 있는 미주신경은 침착하고 안정된 신호 기능으로 건강에 주요한 영향을 미치고 있다. 따라서 명상으로 마음을 안정시키면, 자율신경 균형과 면역 시스템의 기능을 활성화할 수 있다.

　건강한 미주 톤은 숨을 들이쉴 때 심박 수가 증가하고, 숨을 내쉴 때 감소한다. 다른 연구에서 미주 톤이 약간 높아지면 긍정적 감정으로 부정적 감정을 극복하는 데 도움이 된다고 예측했다.[2]

　긍정적인 감정의 미주신경 톤을 높이는 작용은 심신 연결로 신경과 감정의 긍정적 피드백 과정이 된다. 명상하는 사람이 미주 톤을 높여 건강을 유지하는 것은 육체적으로 나타나는 감정 상태를 이용하는 방법이다.

그러나 마음이 치유력이라는 것을 의미하지 않는다. 미주신경은 신경 가소성에 민감하므로 부정적인 사람은 운동을 통해 심신에 영향을 미칠 수 있다. 명상으로 미주신경의 톤을 높이는 것은 확실히 목표 달성에 도움이 될 수 있다.

또 다른 경험은 뇌 시상하부의 자율신경이 부교감신경 우위가 되면, 긴장이 풀리고 긍정적 감정으로 면역이 강화된다. 따라서 웃는 연습으로 부교감신경 우위를 만드는 것은 강력한 면역 효과를 일으킨다.

행복해서 웃는 것이 아니라, 웃으면 행복해진다는 이야기다. 의도적으로 웃는 연습이나 웃을 준비를 해야 한다. 웃는 얼굴로 웃는 연습을 하면, 저절로 마음이 맑아진다. 뇌는 웃으면 정신이 밝아지고 긍정적인 감정이 되어 행복 호르몬인 세로토닌 분비로 행복감은 높아진다.[3]

한편, 웃음의 반대 현상으로 감루(tears from deep emotion)가 있다. 감동해서 흘리는 눈물은 웃음보다 여섯 배의 면역 효과가 있다. 감루하면 부교감신경 우위가 되어 면역력이 강화되는 것이다.

평상시 기분이 나쁘고 좋지 않은 환경일 때 감동이 오는 영화, 드라마, 소설에서 찐한 감정과 마음 깊이 가슴 벅차오르는 기분을 경험하면, 그칠 수 없는 눈물이 쏟아진다.

감정을 주체하지 못해 눈물을 흘릴 때, 행복한 감정의 세로토닌, 도파민, 엔도르핀 호르몬이 분비된다. 갑자기 살아갈 만한 세상을 느끼며 속이 트이고 후련해지는 마음이 솟구친다. 가끔 감루를 통하여 인생의 전환점을 맞이할 수도 있다.

인체 시스템은 세로토닌의 적정한 분비가 균형과 안정을 유지한다.

면역체계는 자율신경의 균형 시스템이다. 건강한 인체는 세로토닌을 만들어 행복한 감정으로 면역력을 강화하는 시스템이다.

따라서 인체의 자연치유력은 면역 작용이다. 자연의 모습으로 항상성, 조직 재생, 면역력은 생태계 현상이다. 자연치유력으로 긍정적인 마음과 자연 조화를 이루어 나갈 수 있다.

# 12장

# 운동 습관

## 운동의 기능, 건강

1968년 케네스 쿠퍼(K. Cooper)는 유산소운동(aerobics)을 제안했다. 그리고 심장병 전문의로 심혈관 시스템의 개선을 위해 만 보 걷기를 권장했다. 건강을 위한 운동의 생리학적 근거를 처음으로 제시했다.[1]

운동이 생물학적 관점에서 인체에 미치는 영향을 과학적으로 연구하는 계기를 만들었다. 운동의 영향으로 혈액 변화, 근육 강화, 유전자 발현의 생화학적 근거를 제공했다. 그리고 운동 생리학이나 활동 생리학이 대사체학(metabolomics)으로 확대되었다. 이것은 운동으로 모든 질병이나 예방을 위한 생화학적 패턴을 찾는 대사 프로그램이다.

이 연구는 새로운 의학 분야로, 매년 수천 건 이상 연구되고 있다. 1900년대에는 연구는 거의 없었지만, 2000년에 이르러 연구는 두 배 이상 급증했다. 물론 현대 의학은 질병 후 처방으로 운동의 대사 작용에 관하여 관심은 적다.

대사체학은 운동과 대사 작용의 관계를 연구하는 학문으로, 운동하면 체내에서 니코틴아마이드 대사산물이 증가한다. 이 물질은 혈당 조절 물질로 지방산 처리와 스트레스 해소에 아주 효과적으로 작용한다.

운동은 뇌 유래의 신경성장인자(VGF, nerve growth factor)를 자극하고 활성화한다. 이 유전자는 우울증 감소와 행복감 증가로 건강에 도움이 된다. 특히 VGF는 신경세포의 발달과 유지 단백질로 뇌의 건강 즉 치매와 알츠하이머병을 예방하는 물질이다.

인간은 나이가 들면 자연적으로 대사 균형을 잃어 간다. 나이가 늘어가면 근육의 양과 근력의 소실이 대사 지연과 체중 증가를 일으킨다. 그리고 인체 대사에서 호르몬 변화는 신체 감각을 악화시키는 요인이 되고 있다.

그러나 운동은 세포 노화를 역전시킨다. 65세 이상의 노인들에게 6개월간 근력운동을 실시하고 운동 전과 후, 근육 세포를 검사했다. 결과에서 근력은 유전자 발현으로 50% 이상 개선되었다.

그리고 노인의 근력운동은 근육 세포의 유전자가 발현되어 청년 수준으로 정상이 되었다. 근육 유전자의 600개 발현 현상을 운동 전과 후로 비교해 본 결과, 노화 현상이 나타나면 유전자 발현이 현저하게 줄어들었다.

그러나 운동을 하면 유전자 발현이 30% 이상 개선되었다. 특히 미토콘드리아 유전자의 변화가 현저했다. 미토콘드리아는 산소와 영양소를 공급받아 에너지를 생산하는 세포의 소기관이다.

따라서 미토콘드리아 소실은 노화의 직접적인 원인이 된다. 미토콘드리아는 자체 DNA를 가지고 일반 세포와 달리 독립적으로 분열하고 사멸된다. 유전자 변이는 세포의 회복 시스템으로 복구되고 수정이 되고 있다.

노화는 미토콘드리아 유전자 변이와 관계가 깊다. 변이가 회복 수준보다 많으면, 세포 기능의 저하와 에너지의 생산과 공급이 줄어들어 세포는 죽게 된다. 생쥐 실험에서 적당한 운동과 훈련은 미토콘드리아 건강을 되찾고 운동이 부족한 대조군보다 생존 기간이 훨씬 길었다.

따라서 운동은 미토콘드리아 기능의 개선으로 세포 노화를 되돌려 건강 유전자로 만든다. 습관적인 운동은 근육 유전자의 발현을 통해 건강에 좋은 영향력을 행사할 수 있다.


## 뇌세포의 기억력, 운동


인간의 해마는 뇌 좌우에 위치한다. 뇌의 회백질 속의 뉴런으로 이루어진 해마는 바다와 많이 닮았다. 그리고 해마의 중요한 기능은 기억 현상이다.

해마의 단기 기억은 짧은 기간의 정보를 보관한다. 단기 기억은 기억이 좋고 나쁜지, 학습 심리학에서 기억 테스트로 판단한다. 조지 밀러(George Miller) 법칙에서 사람은 단기 기억으로 평균 단어의 수 7±2개를 기억한다. [1]

해마에 머무는 단기 기억의 시간은 짧게는 몇 초에서 길면 2년 정도이고 이후에는 대뇌피질로 옮겨진다. 해마 전문가 엘리노 매과이어(Eleanor Maguire)는 자기공명영상으로 활성화되는 해마 지점을 발견했다. 이 영상에서 2년이 지나면 기억은 해마에서 대뇌피질로 옮겨지는 것을 확인했다.

해마의 다른 기억은 공간 기억이다. 해마는 장소 세포로 이루어진 위치 탐지 시스템으로 공간 속의 특정 지점을 관장한다.[2] 그리고 장소 세포는 뇌 후각을 담당하는 지루스 피리포르미스(Gyrus piriformis)로 정보를 받는다. 또 위치와 냄새가 연결되어 있다는 사실을 개의 관찰에서 확인되었다.

위치를 탐지할 때 장소 세포와 격자 세포가 필요하다. 그리고 해마가 아닌 대뇌피질의 해마 곁 이랑에 위치한다. 서로 연결된 장소 세포와 격자 세포는 끊임없이 정보 교환이 이루어지고 있다.

해마의 신경 생성은 새로운 뉴런이다. 태아기에 뇌가 형성되고 뉴런이 생겨난다. 그리고 해마와 해마 곁 이랑의 사이 치아 이랑에서 매일 새로운 세포의 뉴런이 생성되고 있다. 줄기세포가 치아 이랑에서 신경 아교세포 돌기로 이동하면, 최종 지점에서 형태와 기능을 갖춘다.

뉴런은 계속하여 생성되고 있다. 새로운 뉴런은 뇌에서 수리와 복구 작업을 한다. 삶에서 술을 마시고, 수면하지 못하고, 병에 걸리면 뉴런 일부가 망가지기도 한다. 그러나 수리와 복구가 신경 생성의 임무이지만, 계속되는 과정에서 특정 부위에서는 뉴런을 더 필요로 한다.

1965년 처음으로 신경 생성이 발견되었다.[3] 올트먼(J. Altman)과 다스(G. Das)는 뉴런이 출생과 함께 영원히 결정된다는 도그마에 도전했다. 1977년 카프란(M. S. Kaplan)도 신경 생성을 인정했다. 이후 2018년 동물도 신경 생성이 된다는 사실이 보고되었다.

인간의 해마는 20세 이후 1~2% 계속 줄어든다. 인체의 모든 부위가 그러하듯, 뇌도 시간의 흐름에 따라 늙어 간다. 40세가 되면 20% 줄고,

늙으면 새로운 것을 기억하지 못한다. 기억은 해마와 해마 곁 이랑이 유지하지만, 나이를 먹을수록 기억하는 능력은 떨어진다.

그리고 나이에 따라 대뇌피질과 백색질도 10~15% 줄어들고, 인지 능력의 감퇴와 뇌 부피도 축소가 된다.[4] 진화신경학자 체트 셔우드(Chet Sherwood) 연구팀은 인간과 침팬지의 뇌 수축을 비교한 결과, 침팬지가 인간보다 뇌 수축이 훨씬 적은 것을 보고했다.

인간은 진화의 과정에서 평균 수명이 늘어나며 다른 동물보다 스트레스에 많이 노출된다. 이 과정은 나이가 들면 미토콘드리아 소모와 뇌세포의 에너지 공급 부족으로 사멸되어 뇌 부피는 계속 줄어드는 것이다.

뇌 부피를 유지하기 위해 무엇을 해야 하나 의문이 생긴다. 유산소운동은 육체적, 정신적 지구력으로 지치지 않고 건강을 회복하는 일정 강도의 강화 운동이다.

운동은 목표에 맞게 강도를 설정할 수 있다. 유산소운동은 미토콘드리아를 강화하고 그 과정에서 편안한 느낌을 만든다. 반면에 무산소운동은 힘이 들어가고 무리가 따른다.

따라서 유산소운동으로 해마를 건강하게 만들 수 있다. 1999년 미국 국립보건원 헨리에트 반 프래그(Henriette van Praag)는 운동이 뇌 신경의 생성을 촉진한다고 발표했다.[5] 또 쥐의 실험에서 쳇바퀴 이용의 자발적인 운동은 뇌 신경세포 생성에 영향을 미쳤다. 규칙적인 운동 습관은 건강에 도움이 되고, 더 중요한 것은 뇌를 건강하게 만든다는 사실이다.

## 운동 습관이 필요한 이유

운동은 심장을 강하게 만들고 신체를 강화한다.[1] 20세기 중반 의사들은 신체와 건강 관계, 즉 체력과 질병의 상관관계를 설명하지 못했다. 물론 누구도 과학적으로 의문을 제기하는 사람도 없었다.

1950년대 의사들은 달리기가 심장에 스트레스나 무리가 된다고 설명했다. 1953년 제레미아 모리스는 신체 활동과 심장병의 연관성을 최초로 조사했다. 모리스는 군 제대 후 관상동맥 심장질환의 유행을 파악하고, 직업이 그 원인일 것으로 판단했다.

영국 런던의 2층 버스의 운전기사와 차장을 대상으로 조사했다. 활동량이 많은 차장이 활동량이 적은 운전기사보다 관상동맥질환이 현저하게 적다는 결론을 얻었다. 이 사실은 의학잡지 〈랜싯〉에 발표되었다.

그러나 이 사실에 의과학자나 의사들의 반응은 회의적이었다. 1960년부터 8천여 명의 공무원을 대상으로 신체 활동을 8년간 조사했다. 규칙적으로 걷기, 자전거 타기, 수영 등 유산소운동을 한 사람은 심장마비 위험이 절반에 그친다는 사실을 발견했다.

1972년 국제올림픽위원회는 모리스에게 최초로 스포츠과학상을 수여했다. 운동은 인체의 방어 활동으로 심장에 대한 노화의 방지 효과가 있다고 역설했다. 그러나 신체 역학의 분야에서 창시자이지만, 일반인에게는 다소 생소한 개념이었다.

파펜바거(Ralph Paffenbarger)는 운동 역사에서 중요한 인물이다. 특히 운동과 건강의 관련성을 규명하여 의학계의 지지를 받았다. 연구는 대학 동문들의 건강과 부두 노동자를 대상으로 했다.

두 연구는 신체 활동과 중풍, 고혈압, 당뇨병 등 질병 연관성에 관한 최초의 보고서였다. 결과에서 비만, 식이, 혈압이 육체 노동량과 비례하고, 심장병, 중풍은 반비례한다는 사실이었다. 이는 노동이 적으면, 심장병의 위험이 있다는 결과를 의미한다.

모리스와 파펜바거의 연구는 오늘날 공중 보건에서 관상동맥의 심장질환 예방에 대한 논문의 본보기가 되었다. 운동량이 적은 운동도 하지 않는 것보다 낫고, 조금 더 하면 건강이 좋아진다는 결과는 큰 반향을 일으켰다.

1960년대 신체 활동을 요구하는 직업은 50%였으나, 오늘날 20%도 채 되지 않는다. 그리고 직업과 비만의 관련성을 이해하지 못했으나 정부, 의사, 건강 관리자들이 관심을 가지기 시작했다. 특히 건강의 운동 효과에 대한 임상과 프로그램에 적용하는 근거가 되었다.

그리고 최근 연구에서 5,500명의 의료 기록과 15년 동안의 사망진단서를 비교 분석을 했다.[2] 사망자의 기록에서 달리기를 한 사람은 심장병으로 사망하는 확률이 현저히 낮았다는 결과를 발견했다.

따라서 걷기나 달리기 등의 운동은 적든 많든 간에 건강에 도움이 된다. 그리고 매일 적당한 강도로 10분 이상 운동하는 습관은 수명을 몇 년 더 연장할 수 있다.

## 운동과 행복감 지수

인간은 생활에 만족하며 살아갈수록 건강이 좋아진다. 특히 운동은 뇌의 긍정적인 영향은 도파민 분비를 강화한다. 이 사실에서 운동과 행복감은 동시 일치하는 감정으로 중요하게 작용한다.

야외 운동은 정신 건강에서 뇌와 도파민 분비에 자극을 준다. 그러나 게으르고 편안한 생활을 하면, 즐거움은 줄어들며 효과는 반감된다. 운동은 처음에는 고통스럽지만, 그 대가로 행복한 감정을 느끼는 것은 사실이다.

고대 로마인들은 역경을 딛고 일어나는 운동 교육을 받았다. 따라서 인간은 역경을 이겨 낼 때 행복감을 얻는다. 운동과 호르몬은 연관성이 있다. 따라서 운동의 상승효과를 생리 메커니즘으로 파악하려고 시도하고 있다.[1]

엔도르핀과 모노아민 시스템 가설이 많은 관심을 받았다. 이를 바탕으로 운동이 뇌에 미치는 영향으로 분비되는 도파민, 노르아드레날린, 그리고 세로토닌을 파악하려고 노력하고 있다.

설치류를 대상으로 연구를 하면, 모든 요소를 통제할 수 있다는 점과 결과를 쉽게 도출하는 점이 장점이다. 따라서 한 집단은 편안하게 두고, 다른 집단은 가두리에 쳇바퀴를 넣어 실험했다.

설치류 대부분은 자발적으로 쳇바퀴를 돌린다. 연구자는 방사성 추적자를 이용하여 도파민을 측정했다. 도파민이 어디에서, 얼마나, 생성 후 어디로 이동하는지 시각적으로 판단할 수 있다.

2017년의 한 연구에서 생쥐를 대상으로 트레드밀 운동의 도파민 분비가 신경세포 뉴런의 영향을 조사했다. 이 결과에서 운동은 산화스트레스를 줄이고 뇌 신경성장인자가 증가했다.[2]

뇌가 분비하는 도파민은 기분이 좋아지는 물질이다. 그리고 보상체계의 핵심으로 운동 능력을 증가시킨다. 그러나 도파민 기능이 저하되면 운동 능력이 손상되고 파킨슨병이 발생한다. 그 예방 또한 운동이 최상의 방법이다.[3]

알츠하이머병과 파킨슨병은 인지 장애와 운동 장애로 나타나는 신경 퇴행성 질병으로 치료가 거의 불가능하다. 여러 차례 수행된 신체 활동에서 나타나는 장애 수준과 질병의 상관관계로서 설명할 수 있다.

운동은 신경 퇴행성 질병의 예방과 발병에서 진행 과정을 늦출 수 있다. 이 메커니즘으로 유산소운동은 신경성장인자 활성화, 혈관 신생, 신경 생성, 시냅스 생성의 촉진으로 기억 기능과 인지 기능을 강화할 수 있다.

특히 유산소운동의 신경 보호 메커니즘은 SOD, 산화질소 합성 효소, 뇌 신경영양인자(BDNF), 신경성장인자, 인슐린유사성장인자, 혈관내피성장인자, 뇌 영역의 자유라디칼 제거로 기억 기능을 개선한다.


## 인체 프레임, 운동


인체는 운동하도록 설계된 프레임이다. 따라서 인체는 운동하지 않으면 노화되고 건강을 유지할 수 없다. 나이가 들수록 운동의 필요성과 강도에서 걷는 것과 달리기 차이는 분명하게 나타난다.

건강을 위한 장수 유전자의 발현에서 운동 강도는 중요하다. 미국 메이오 병원(Mayo Clinic) 연구진은 나이 별로 운동을 설계하고 그 효과를 조사했다. 결과에서 운동은 건강에 유익하지만, 유전자에 도움 되는 운동은 고강도 인터벌 운동이었다. [1]

인터벌 운동은 강하게 약하게 번갈아 반복하며 심장 박동과 호흡률을 높이는 운동이다. 특히 고령자에게 효과가 좋다. 운동할 때 어느 정도의 힘든 느낌은 효과가 크다. 깊은 호흡의 최대 심장 박동 수를 70% 유지해야 한다. 땀을 흘리며, 숨을 고를 정도가 더 좋다.

저산소 현상의 피해를 줄이고, 노화 방지를 위한 유전자 활성은 약간의 스트레스를 만드는 방법이다. [2] 장수 유전자의 역할은 텔로미어 연장, 신생혈관 형성, 미토콘드리아 활성을 강화한다.

나이가 들면 신체 활동은 점점 줄어든다. 그러나 스트레스를 받을 때 운동 유도는 미토콘드리아 유전자를 더욱 활성화한다. 운동은 장수 유전자를 발현시켜 세포 수준에서 신체를 건강하게 유지한다.

과식과 운동은 열량 제거의 효과는 적다. 생쥐 실험에서 고열량 음식을 주고 에너지를 태우는 수명의 연장 효과는 미약했다. 열량의 제한 효과도 일부에 그쳤다. 인간의 뇌는 허기를 느낄 때, 장수 호르몬 분비가 유전자 활성화에 도움이 되었다. [3]

시상하부 노화를 조사했던 연구원은 뇌의 시상하부에서 면역 억제나 생식샘자극 호르몬(GnRH) 회복이 수명 연장의 효과가 있다고 설명했다. 그리고 노화 지연의 건강 방법으로 설명한다. GnRH는 성호르몬인 FSH나 LH를 자극하는 호르몬으로 성선자극호르몬을 분비한다.

다른 연구에서도 65세 이상의 고령자에게 꾸준히 운동을 시켰다. 기력을 다할 때까지 운동하지 않았으나, 10% 이상 개선이 되었다. 최근 연구에서도 하루 15분의 운동은 심장마비 사망률을 40% 줄였고, 기타 원인으로 사망 가능성도 45% 줄어든 것으로 나타났다. 따라서 인체는 운동하도록 만들어진 프레임이다.

## 운동과 면역 기능

인체의 건강을 위해 운동은 필수적이다. 적당한 운동은 면역 기능의 활성화에 도움이 된다. 호르몬 분비와 혈액순환 활성화는 말초신경까지 산소와 영양을 충분한 공급으로 면역 기능이 활성화된다. 그리고 장운동까지 활발해지면 소화, 흡수, 배설 등 모든 대사 활동이 강화된다.

운동은 호르몬 분비를 강화한다. 코르티솔, 프로락틴, 성장호르몬, 테스토스테론은 운동을 통해 상승하지만, 황체형성 호르몬은 휴식 후 뚜렷이 상승한다. 그러나 갑상선자극호르몬(TSH)과 난포자극호르몬 (FSH)은 변화하지 않았다.[1]

운동은 체온을 높이고 세로토닌, 도파민, 노르아드레날린 등 호르몬의 분비 자극으로 의욕 있는 생활을 만든다. 이 결과는 뇌의 작용으로 자율신경의 부교감신경 우위를 만든다.

그리고 뇌는 장내 미생물의 도움을 많이 받는다. 장내 미생물은 세로토닌, 도파민의 뇌 신경전달물질의 전구물질을 만든다. 세로토닌과 도파민의 전구물질은 뇌혈관 장벽(BBB)을 쉽게 통과한다. 세로토닌은 트립토판, 도파민은 페닐알라닌의 아미노산으로 구성되고, 이 전구체는 장내 미생물의 합성으로 이루어진다.

인체에서 장은 제2의 뇌라고 한다. 뇌세포 같은 신경세포가 장에도 분포되어 있다. 인간이 진화하는 과정에서 뇌는 장에서 비롯되었다. 장이 뇌보다 현명하다고 주장하는 학자도 있다. 먹는 음식이 안전할지 뇌는 판단하지 못하지만, 장은 판단할 수 있다.

그리고 인간의 감정과 기분을 조정하는 물질은 대부분 장에서 만들어진다. 장은 긴 관(tube)이 아니라, 생체 기능에서 중요 작용을 하는 독자 기관이다. 장은 뇌와 같이 생각 기능을 한다.

장관 운동은 자율신경으로 조절된다. 복부 후벽의 신경계는 반사 모양으로 태양 빛처럼 생겨 태양신경총이라 부른다. 기능성 위장병, 과민성 장 증후군, 변비는 자율신경의 기능 이상에서 발생한다. 태양신경총도 장내 미생물의 도움을 받기 때문에 뇌와 장은 동반 관계에 있다고 할 수 있다.

질병은 나쁜 혈액에서 시작되어 순환 문제에서 발생한다. 혈액순환은 혈관계와 림프계 순환으로, 운동하면 면역세포 활동이 강화된다.[2] 면역세포가 만들어지는 골수와 흉선의 1차 림프 조직과 비장, 림프, 소장의 파이어 패치, 2차 림프 조직은 약간 떨어져 있다.

따라서 면역세포의 기능을 강화할 때 혈관계와 림프계 순환이 중요하게 작용한다. 림프구도 혈액에서 1시간 정도로 림프, 림프관을 통한 순환하므로 운동은 필수적으로 요구된다. 운동은 걷기, 스트레칭, 수영, 요가의 유산소운동이 좋다. 마사지, 목욕도 혈액순환에 도움이 된다.

　　　　　　　　　　　　　　호모 임무누스, 면역 인류

면역 기능을 강화하는 운동은 단련의 목적보다 강도가 약한 정도가 좋다. 인체에 무리가 되지 않고, 무리가 된다면 휴식을 병행하면 된다. 따라서 운동 습관으로 이루는 건강이 중요한 이유이다.

# 13장

# 수면 습관

## 생체리듬과 수면

인체의 생체리듬에 맞추는 동조화는 인류의 진화에서 중요한 과정이었다. 지구의 자전 주기는 24시간으로, 지구의 모든 생물체는 자전에 적응하며 진화되었다.

인간은 수면을 반복하며, 수면과 각성의 리듬으로 움직이고 있다. 잠자는 동안 의식이나 인체의 상태 변화는 수면에 따라 조절되기 때문에 건강의 중요한 지표가 된다.

인체는 낮은 밝고, 밤은 어두운 것이 생체리듬에 좋다. 수면 시스템에서 동조화는 햇볕이 주된 원인이다. 이른 오전에 강한 햇볕을 받으면 체온 리듬 주기가 앞당겨지는 것도 인간의 25시간 생체리듬이 24시간 주기로 동조화되었기 때문이다.

반대로 햇볕이 들어오지 않아 시계로 측정하면, 24시간 주기로 맞춰 생활할 수 있다. 사회적 인자로 시각을 알리는 인위적 요소나 출퇴근

시간의 행동적 요소, 식사나 운동도 생체리듬의 영향 요소로 24시간에 맞추어 동조화할 수 있다.

그러나 인체가 자유 리듬에 빠지면 체온과 멜라토닌 분비가 25시간 주기로 변하고, 수면-각성 리듬에 혼란이 온다. 이처럼 생체시계가 동조하지 못하는 상태 즉 내적 비동조화 상태는 생체주기의 불협화음으로 컨디션(condition) 난조가 일어난다.

뇌에는 수많은 뉴런(neuron)의 신경세포가 존재한다. 신경세포는 전하를 띤 이온으로 세포막 안팎의 전기적인 활동을 한다.[1] 신경세포의 활동은 신경망으로 구성되어 전기 작용으로 작동하는 것이다.

건강에서 수면은 뇌 활동으로 뇌 움직임을 관찰하지 않으면, 수면 상태를 확인할 수 없다. 1924년 독일 신경과학자 한스 베르거(Hans Berger)는 인간의 뇌파를 최초로 기록했다.[2]

뇌파 검사는 두피 전극을 통한 신경세포의 전기 활동을 측정하는 장치로, 뇌의 신경 활동을 기록한다. 인간이 잠잘 때 뇌파를 측정하여 파형 변화로 관찰한다. 인간의 뇌는 깨어 있을 때, 졸 때, 깊은 잠을 잘 때 의식 상태에 따라서 움직임이 달라지므로 뇌파는 상태 변화를 반영하고 있다.

인체는 두 개의 생체시계가 존재한다. 하나는 체온과 멜라토닌 분비의 조절 시계이고, 다른 하나는 수면-각성을 제어하는 시계이다. 두 시계는 서로 보조하고 동조하며 24시간 주기로 생활하도록 만든다.

수면은 크게 렘수면(REM sleep)과 논-렘수면(non-REM sleep)으로 구분한다. 렘수면은 수면 시 눈동자의 빠른 움직임이 나타나는 현상이다. 그 외의 수면을 논-렘수면이라고 말한다. 렘수면과 논-렘수면의 주기는 60분~120분으로, 하루에도 3~5차례 번갈아 나타난다. (REM: Rapid Eye

Movement)

인간이 잠들기 시작하면 논-렘수면이 나타난다. 이 상태는 수면하는 전반부에 나타나는 대뇌피질 활동의 저하로 크고 느린 뇌파의 서파수면(SWS: Slow Wave Sleep)이다. 그러나 렘수면은 수면할 때 전반부에 길이가 짧아 30초 미만이거나 나타나지 않을 수 있다.

하지만 수면 후반부에는 길이가 길어져 30분 정도에 이른다. 잠들기 시작할 때 서파수면, 새벽에는 렘수면이 나타난다. 어떤 경우 새벽에 잠을 자면 서파수면과 렘수면이 동시에 나타나 서로 억제하고 경쟁하면 수면 혼란을 초래하고 숙면하지 못하는 경우도 발생할 수 있다.

따라서 인간은 서파수면과 렘수면의 경쟁 없는 시간, 즉 10시에 수면하고 아침 6시에 일어나는 것이 건강에 유리한 생체리듬이다. 인체는 24시간 주기의 수면 메커니즘이기 때문에 가능하면 생체 수면 시스템을 항상 기억할 필요가 있다.

## 운동과 수면의 상관관계

운동은 수면 활동에 도움을 준다. 2003년 미국 수면 재단(NSF)에 따르면, 수면에 관한 여론조사에서, 일주일에 한 번 이상 운동한 장년층과 노년층은 수면 문제가 적었다는 연구 결과가 나왔다.

또 일본인의 연구에서 고령자에게 점심시간 식사 후 낮잠과 운동을 4주간 병행한 결과, 수면 효율이 크게 개선되었다. 이 현상처럼 인간은 좋은 수면을 위한 운동은 도움이 될 수 있다.

1966년 운동과 수면 관계의 실험은 베이클랜드(F. Baekeland)와 래스키(R. Lasky) 연구가 처음이다.[1] 운동선수로 활동하는 대학생 10명을 대상으로 세 가지 조건에서 운동이 수면에 미치는 영향을 조사했다.

조건은 오후 운동, 밤 운동, 그리고 운동하지 않는 것이었다. 결과는 오후 운동을 한 학생은 운동하지 않은 학생보다 깊은 논-렘수면(non-REM sleep)인 서파수면(Slow Wave Sleep)이 증가했다. 하지만 밤 운동은 별다른 변화가 없었다. 물론 이 연구가 방법 문제가 있지만, 본질적인 문제를 처음으로 제기했다는 점에서 의미가 크다.

운동은 서파수면을 증가시킨다. 1978년 제임스 월크(J. Walker)는 꾸준히 달리기 한 그룹과 운동 습관이 없는 그룹을 조사했다. 두 그룹은 오후 2.4킬로미터 달리기를 했을 때와 하지 않았을 때를 비교 분석했다. 연구 목적은 운동이 서파수면을 증가시키는지 과학적으로 검증하는 것이었다.

연구 결과에서 운동은 서파수면을 증가시키지 않았다. 따라서 서파수면과 운동 연계의 가설은 결과에서 관계가 없었다. 하지만 습관적으로 운동하는 그룹은 운동 습관이 없는 그룹보다 논-렘수면 비율이 높았다. 따라서 규칙적인 운동 습관은 수면에 바람직하게 영향을 미치는 것으로 해석되었다.

운동에 관한 과거 논문을 분석했다. 9건 논문 중 3건의 논문에서 서파수면이 증가했다. 1988년 트린더(J. Trinder) 논문에서 신체 운동이 수면 시간과 서파수면을 증가시킨 결과는 과학적으로 분석하기 어렵다는 결론을 발견하였다.

1966년 카를라 쿠비츠(Karla Kubitz)은 메타분석에서, 1회 운동을 포함하여 운동 습관은 서파수면과 수면 시간을 증가시키고, 렘수면 잠복기와 렘수면 시간을 감소시킨다고 보고했다.[2]

운동이 미치는 수면 촉진 메커니즘은 다양하다. 신체의 회복 측면에서 1983년 카인(K. Adam)과 오스왈드(I. Oswald)는 운동은 피로가 회복되어 수면이 촉진된다는 가설이다. 심리 측면에서 2008년 갬블(J. Gamble) 등은 운동의 불안감 해소 가설이다. 운동으로 우울한 감정을 개선하는 효과는 설득력이 있어 연구가 계속되고 있다.

다른 측면으로 1990년 맥긴티(D. McGinty)와 짐무시키(R. Szymusiak)는 운동의 체온 조절 가설이다. 수면 취하기 전 체온 상승과 수면 중 체온의 차이가 수면을 촉진한다는 것이다. 그리고 수면할 때 체온 상승은 수면 촉진의 중요 요인이라고 주장했다.

따라서 운동의 신체 활동은 수면 촉진과 불안감 해소로 기분을 좋게 만든다. 그리고 정신 건강의 효과까지 나타나, 치료 측면에서 운동의 중요성은 거부할 수 없는 사실이다.[3] 결론적으로 규칙적인 운동 습관은 건강과 수면에 도움이 된다.

## 수면 습관과 호르몬

현대인들은 좋은 수면 습관보다 약 복용을 먼저 생각하는 경향이 있다. 건강을 위한 수면 효과를 잘 모르는 것 같다. 수면은 건강 상태 조절로 피로 회복의 시스템이란 사실을 인식해야 한다.

호모 임무누스, 면역 인류

수면은 인체의 호르몬 분비와 생체주기를 조절한다.[1] 인체의 정상적인 기능과 호르몬 조절을 위해 규칙적인 각성과 수면은 필요하다. 특히 식욕 호르몬은 수면 습관으로 조절되기 때문에 중요하다.

위장의 분비 호르몬은 그렐린(ghrelin)과 렙틴(leptin)으로 식욕과 관련이 있다. 공복이 되면 식욕을 일으키기 위해 위장에서 그렐린을 분비한다. 뇌는 먹어야 한다는 신호를 보낸다. 반대로 위가 차면 지방세포가 렙틴 호르몬을 분비해 먹기를 중단시킨다. 두 호르몬은 가속기와 브레이크 역할을 한다.

한 연구에서 10년 동안 짧은 수면 시간은 식욕 조절, 특히 렙틴과 그렐린 분비와 관련된 호르몬 변화로 체중 증가를 유도하는 것으로 나타났다.[2] 수면 시간은 체중과 신진대사의 중요한 조절 요인이다.

따라서 수면 부족은 두 호르몬 분비의 불균형을 일으킨다. 야간에 수면이 부족하면 렙틴은 감소하고, 그렐린은 증가한다. 그렐린은 식욕을 증가시켜 생각 없이 먹기를 반복하게 만들어 문제를 일으킨다.

호르몬의 영향 요인은 수면, 환경, 식습관, 운동 패턴, 스트레스, 유전이 대표적이다. 특히 오늘날 수면과 비만의 연관은 아주 밀접하다. 대표적으로 미국인의 65%는 과체중이거나 비만으로 성인들의 수면 부족이 절대적인 원인이 되고 있다.

미국 컬럼비아 대학이 정부에 제출한 자료에서, 수면 패턴과 비만 현상을 비교 분석했다. 하루 수면 시간이 4시간 이하는 비만이 73%로 나타났다. 5시간 수면은 50%, 6시간 23%, 10시간 이상은 11%로 각각 나타났다.

이러한 결과는 일반인이 생각하는 개념과 정반대의 작용이다. 수면하지 못한 사람은 식욕 현상이 왕성하고 심지어 깨어 있는 시간에도 에너지를 더 많이 소모한다. 그러나 일반인들은 깨어 있어도 열량이 적은 활동을 한다고 생각한다.

수면하지 못해 발생하는 스트레스로 코르티솔 분비는 섭식과 체중 조절에 관여한다. 따라서 심하면 우울증을 일으킨다. 하루 중 코르티솔의 불규칙한 분비는 수면 패턴의 변화를 가져왔다. 이 현상은 수면 장애에 따른 비만과 또 다른 모습이다.

오늘날 우울증은 세계적인 현상이 되고 있다. 세계보건기구는 2030년이 되면 우울증은 어떤 질병보다 많은 질환이 될 것으로 전망했다. 특히 개발도상국이나 후진국과 달리 선진국에서 장애 질환으로 사망의 원인이 될 것으로 전망했다.

그리고 수면의 양과 규칙성도 중요하다. 사람에 따라 수면 시간은 다르고 일반적으로 7~8시간이지만, 개인차가 있다.[3] 그러나 수면은 8시간 정도가 요구되며, 시간은 밤 10시에 수면해야 건강에 좋다.

인체는 항상성으로 생체주기로 조절되고 있다. 가능한 8시간의 수면 시간을 유지하면 좋다. 일반적으로 각성 시간과 스트레스는 수면 장애의 원인이 되지만, 수면 습관의 조절은 가능하다. 수면의 방해 요인은 가능한 피하는 것이 좋다.

수면 전문가는 수면의 양과 질에서 규칙적인 수면 습관이 그 무엇보다 중요하다고 강조한다. 수면 시간의 정상적인 호르몬의 분비는 노력만으로 수면 환경을 개선할 수 있다.

따라서 수면의 양과 질을 고려한 수면 습관은 건강에서 필수적이다. 그리고 수면 환경은 면역 시스템에도 도움이 된다. 인체는 환경 지배를 받지만, 유전자는 짧은 시간에 변하지 않는다. 생활습관으로 규칙적인 수면을 하면, 호르몬 작용으로 면역력을 키우는 지름길이 된다.

## 수면 습관과 생존 환경

　자연계의 항상성은 생존 환경에서 필수 원칙이다. 인간은 환경에 따라 변하고 대비하며 생물계 적응으로 살아남는다. 따라서 인체 조절은 의도적이 아니라, 자연적으로 유지되는 일관성의 규칙이다.

　인체는 환경에 맞추어 역동적으로 변하고 교정 상태로서 유지된다. 따라서 자연의 항상성은 인체의 보호 시스템이다. 인체는 외부와 무관하게 36.5도 체온을 유지하며, 생체리듬으로 움직이는 자연생태계이다.

　따라서 수면은 건강과 직결되어 있다. 수면의 영향에서 가장 중요한 역할은 호르몬 균형이다. 호르몬 균형은 건강 유지의 골격으로 작용한다. 그리고 인체 시스템은 수면의 양과 질이 결정한다.

　수면 시간이 충분하면 식사 시간, 대사 속도, 체중 조절, 면역 작용, 세포 수선과 보완, 스트레스, 학습과 기억이 정상이 된다. 그러나 수면 시간의 부족은 고혈압, 비만, 심혈관질환, 우울증, 기억상실, 학습 저하의 부작용을 초래한다. 특히 수면 시간이 몇 시간만 부족해도, 낮에 각성 조절이 되지 않는다.

　인간은 생체주기의 호르몬 주기를 가지고 있다.[1] 특히 여성은 수면 영향을 많이 받지만, 실천하지 못한다. 세계적인 수면 연구가인 마이클 브레우스(Michael Breus)는 수면이 인체를 안정 상태로 만든다고 강조한다.

　모든 생명은 일주기 생체리듬의 생체시계가 있다. 낮과 밤의 주기 패턴으로 반복되고, 24시간 리듬으로 생활한다. 미국 국립정신 건강연구원은 개인마다 생체시계의 프로그램 인자에 의해 수면 요구량은 각각 다르다고 설명한다.

수면 시간을 관장하는 생체시계는 뇌 시상하부(hypothalamus)의 교차 상핵(SCN)에 위치한다. 매일 반복되는 생활 주기의 변화를 프로그램화 하여 생물적으로 낮과 밤을 만든다. 밤에는 멜라토닌 분비로 코르티솔 이 증가하고 체온은 낮아지며 졸림의 강도는 증가한다.

생물학적 변화를 모니터링한 연구진은 밤에 오랜 시간을 자는 사람 10명과 짧은 시간을 자는 사람 14명을 40시간 같은 환경에 노출했다. 참여자는 건강한 20~34세 사이였다. 오랜 시간 습관은 9시간 이상 자는 사람이며, 짧은 시간은 6시간 미만의 사람을 가리킨다.

오래 자는 사람은 밤의 멜라토닌 수치가 높았고, 코르티솔 수치도 증가했고, 낮은 체온, 졸림의 강도가 짧게 자는 습관보다 전반적으로 높았다. 이 차이는 빛 제거, 식사, 운동, 자세 등 수면의 영향 요소를 도입해도 유지가 계속되었다.[2]

특히 코르티솔과 졸림의 최대치는 기상 시간과 밀접한 관계를 보였다. 이는 짧은 수면보다 긴 수면에서 약 2.5시간 늦었다. 생체의 심장 박동 조율기는 짧은 수면보다 긴 수면에서 더 긴 생물적인 밤이 프로그램된 것으로 나타났다.[3]

뇌 시상하부의 교차 상핵에 있는 생체시계가 수면 시간을 결정하는 유전적 기초를 제공한다.[4] 수면 시간은 개인마다 달라 필요한 수면의 양은 내재적 요인이다. 따라서 프로그램된 생리 과정은 수면 패턴을 바꾸기 어려운 이유가 된다.

현대 사회에서 수면 시간은 산업, 의료, 교육을 포함해 많은 분야에서 영향 요인이다. 수면 부족은 산업 재해와 생산성 저하를 가져온다.

호모 임무누스, 면역 인류

수면이 부족한 트럭 운전자의 교통사고는 흔하게 일어나고, 교대 근무하는 항공 관제사에게도 악영향을 미친다.

특히 야간 의료원의 과도한 근무는 환자 안전의 우려 요인으로 입법자와 규제 기관의 조사 대상이 되었다. 이 같은 노력은 의료진의 근무시간 제한이라는 새로운 제도를 탄생시켰다. 따라서 건강을 위해 생체리듬의 수면은 습관적으로 유지되어야 한다는 점이다.

## 생활습관병과 수면의 관계

건강에서 수면 기능은 아주 중요하다. 잠자는 시간에 면역 기능이 작용하기 때문이다. 면역 기능에서 멜라토닌 분비로 질 좋은 수면은 필수적으로 요구되고 있다.

몸이 좋지 않았으나 자고 일어나니 좋아졌다. 계속되던 고열이 아침에 사라졌다. 이러한 증상은 면역력 향상으로 바이러스나 세균을 물리치는 현상은 세로토닌의 면역 기능이다. [1]

스트레스를 받으면 프리라디칼 증가로 질병이 발생하고 노화까지 촉진한다. 암, 심근경색, 심부전, 고혈압, 당뇨병, 뇌졸중, 위궤양의 질병에서 멜라토닌은 프리라디칼을 제거하는 역할을 한다.

더욱이 멜라토닌은 정신의 안정 작용을 한다. 식습관과 운동 습관에 신경을 써도 수면 작용을 무시하면, 멜라토닌과 성장호르몬 활동이 저하된다. 따라서 생활습관으로 호르몬을 강화할 필요가 있다.

호르몬은 내분비 물질이다. 땀, 타액은 도관을 통하는 외분비 물질이지만, 호르몬은 도관을 통하지 않고 혈액, 체액을 통해 분배되고 수용체로 전달된다. 따라서 표적 세포의 움직임으로 조절되는 세포 작용으로 생리 작용을 한다.

호르몬은 혈액 운반의 특성으로, 흐름이 정체되면 호르몬 균형이 깨진다. 인체를 혹사하거나 과부하가 되는 생활이 계속되면 호르몬은 제 기능을 하지 못하고 안정 상태를 유지할 수 없다.

이유가 없는 컨디션 난조는 성장호르몬 때문이다. 나이가 들어도 성장호르몬 작용은 계속되고 유지된다. 입은 상처의 보수, 복원, 면역강화, 신진대사 조절은 성장호르몬의 역할이다.

피곤이 오래 가고 체력이 급격히 저하되는 노화 현상도 성장호르몬과 관련이 있다. 그리고 나이에 비해 젊게, 또는 늙어 보이는 것도 호르몬 작용의 습관 차이에서 비롯되고 있다.

이러한 차이는 수면의 질에서 비롯된다. 수면의 질이 떨어지면 호르몬 분비도 떨어져, 수면 질이 낮아지는 악순환이 반복된다. 수면 호르몬인 멜라토닌이 줄어들면, 수면하기 어렵고 질도 현저하게 떨어진다.[2]

나이가 들어가면 감소하는 성장호르몬의 분비를 증가시키는 생활습관이 요구된다. 적당한 공복 상태, 불편하지만 적당한 스트레스, 그리고 생활 강약의 적당한 운동은 성장호르몬의 분비를 촉진한다.

그리고 멜라토닌은 인체의 재생 호르몬이다. 뇌 송과선에서 생산되는 멜라토닌은 수면할 때 분비된다. 따라서 수면의 질을 높이면 멜라토닌과 동반하여 성장호르몬 분비도 촉진된다.

멜라토닌은 빛에 민감하다. 멜라토닌 감소를 막기 위해 규칙적으로 햇볕을 쬐어야 한다. 인체의 생체시계는 24시간 11분으로 각인되어 있다. 자전 주기의 24시간과 11분 오차를 조정하기에 인체는 햇볕을 쬐어야 한다.

인체가 멜라토닌을 분비하면, 심부 체온이 내려가고 졸음이 온다. 면역 기관인 흉선에서 생산되는 T세포는 면역세포로 흉선 자극으로 멜라토닌을 생산시킨다. 질병 예방과 치료도 멜라토닌이 직간접으로 관여하고 있다.

따라서 수면이 정상적이지 않으면, 수면 저하로 생체시계는 거꾸로 돌아간다. 호르몬에 나쁜 영향을 미쳐 잠들기 어렵고, 수면의 질도 떨어지며, 나쁜 습관이 되어 생활습관병(lifestyle related disease)으로 된다는 사실을 인식해야 한다.[3]

# 14장

# 음식 습관

## 음식과 줄기세포

인간은 누구나 죽을 때까지 젊음과 활력을 유지하고 싶다. 나이가 들면 활동이 약해지고 약간의 도움도 필요하게 된다. 따라서 음식으로 줄기세포의 활성화는 건강의 유지 측면에서 중요하게 작용한다.

줄기세포의 세포재생은 음식을 먹어서 즐겁고 건강하게 살아가는 새로운 방식이다. 그 이유도 세계에서 가장 장수하는 사람들의 음식에 줄기세포에 이로움을 주는 음식이 많기 때문이다.

노인이 되어 줄기세포와 효율성이 저하되면, 재생 능력도 현저하게 떨어진다. 그러나 음식을 잘 선택하여 먹으면, 줄기세포의 강화로 근육도 만들고 활력을 유지하여 노화 작용을 억제할 수 있다.

최근 연구에서 심근경색이나 뇌졸중 환자를 혈액의 혈구나 혈중 줄기세포를 사용하여 좋은 효과를 거두고 있어 유망한 치료 방법으로 평가받는다.[1] 줄기세포는 노화와 콜레스테롤로 손상된 혈관을 복구하고

재생하여 심혈관을 건강하게 만든다.[2]

인간은 운동하거나 담배를 끊어 혈관내피 전구세포를 늘려 재생 효과를 강화할 수 있다. 그리고 음식을 통해 혈관내피 전구세포의 줄기세포를 늘려 좋은 효과를 경험한 것은 가장 최근의 일이다.

줄기세포의 증가는 질병을 호전시킬 수 있다. 특히 파킨슨병과 알츠하이머병은 노화와 관련이 많다. 또 심혈관질환도 혈관 내벽의 손상으로 복구와 재생이 필요하지만, 노령이 되어 줄기세포의 기능 저하와 늦장 대응의 결과이다.

말초동맥 질환으로 다리 근육, 힘줄, 신경 감소, 상처를 치유할 때 복구하는 줄기세포가 필요하다. 그리고 당뇨병은 합병증으로 생리 작용의 저해와 장기 손상으로 발생하는 복합적인 질병이다.

특히 골다공증의 경우, 조골세포를 주사하여 뚜렷한 개선 효과를 보고 있다. 줄기세포는 수술 후, 성형을 받는 때 유용하다. 사고로 척추부상이나 말초신경 손상일 때 신경세포의 형성으로 증세가 빠르게 호전된다. 조직 재건을 돕는 줄기세포의 능력은 건강 유지를 위해 꼭 필요하다.

오늘날 현대인은 커피를 즐긴다. 커피는 페놀성분 클로로겐산의 생리활성물질을 많이 함유하고 있다. 블루베리, 복숭아, 자두, 가지, 죽순도 줄기세포를 보호하는 효과가 있다. 그리고 염증 방지, 혈관신생 억제, 혈압을 낮추는 효능도 갖고 있다.

최근의 연구에서 클로로겐산이 조직 치료와 재생에서 중간엽 줄기세포의 유용성을 조사했다. 연구 결과, 클로로겐산에 노출되었던 줄기세포는 스트레스를 잘 견뎌 냈고, 생존 확률도 2배 이상 높아져 조직 치료 효과로 건강을 잘 유지했다.[3]

또 소식의 열량 제한은 식이 요법만이 아니라, 진화하는 과정에서 경험해 왔던 유리한 조건이다. 인체는 일정 기간 음식을 먹지 않아도 잘 견딜 수 있고, 정상적으로 기능하도록 진화가 되어 있다.

그리고 소식은 장수와 만성적인 질환 위험을 줄일 수 있다. 최근 연구에서 소식은 장 줄기세포의 활성으로 장내 세포의 재생에 도움이 되었다는 보고가 있다.[4] 그리고 쥐를 이용한 연구에서도, 열량 제한으로 재생 관여 단백질(SDH1)과 수용체(CXCR4) 활성화로 줄기세포가 많이 활성화되었다.

여러 연구 결과에서 음식은 줄기세포에 이롭게 작용한다. 음식은 세포의 재생 효과와 손상된 골수, 심장, 피부 등 조직 복구의 다양한 역할을 할 수 있다. 따라서 매일 먹는 음식을 줄기세포에 이롭게 구성하면, 더 건강할 수 있다.


## 음식과 마이크로바이옴


인간은 음식과 영양이 기본적으로 필요하다. 특히 음식과 마이크로바이옴의 관계는 중요하다. 과거에는 영양 성분에 치중했다면, 현재는 영양과 질병 관계를 판단하고 미생물을 고려하여 섭취하고 있다. 마이크로바이옴의 불균형은 디스바이오시스(dysbiosis)로 질병이 되기 때문이다.[1]

음식은 세포에 영양 공급과 체내 미생물의 먹이가 된다. 특히 미생물

호모 임무누스, 면역 인류

은 인체가 소화하지 못하는 특정 지방산을 분해하고, 그 과정에서 인체가 필요로 하는 생리활성물질을 숙주에게 공급하는 중요한 기능을 한다.

생리활성물질은 항산화, 항염증, 혈관신생, 질병 억제에 도움이 되고, 혈당과 콜레스테롤까지 조절한다. 특히 면역력을 향상하는 대사산물의 혜택은 다음 세대에까지 도움을 주고 있다.[2]

비만, 대사증후군, 당뇨병, 심혈관은 나쁜 식습관, 환경적 요인, 그리고 항생제 사용으로 대사 부조화에서 발생한다. 질병이 되는 대사 부조화는 과거에는 경험하지 못했던 현상이다.

이러한 이유에서 음식을 먹을 때 유익성을 따져 보아야 한다. 먼저, 자연식품을 선호하고 가공식품을 피해야 좋다. 가공식품은 육류가 많고, 거의 화학 가공으로 처리하고 보관에 유해 물질이 사용되고 있다. 또 화학합성의 첨가물이 많이 포함되어 있다.

두 번째, 동물 단백질을 덜 선호해야 한다. 1만 년 전, 인간은 농업혁명 이후 수렵 생활에서 경작한 식물로 의존했다. 채식 위주의 식생활은 육류가 거의 필요가 없었다. 최근 식단은 동물 단백질로 식이섬유가 적어 장 염증을 일으키는 원인이 되고 있다.

세 번째, 자연 음식을 먹어야 한다. 30만 년 전, 호모 사피엔스가 출현한 이후 식이섬유는 건강 유지의 핵심이었다. 통 곡식은 식이섬유가 많고, 동물 단백질이 거의 없다. 이 형태는 식이섬유가 생존에 유리한 작용으로 진화하는 배경이었다.

특히 20세기에 들어 가공식품이 많이 사용되었다. 가공의 식생활은 인류 역사에서 아주 가까운 시간이지만, 질병은 큰 폭으로 증가했다. 식생활과 질병의 연관성에서, 가공식품은 인체에 해가 되고 질병 발생의 여건이 되고 있다.

인체는 뇌의 식욕 조절 중추가 식욕을 조절한다. 이 기관은 혈액 흐름을 계속 추적하여 영양 상태를 조사한다. 그리고 영양분이 부족하면, 배고픔을 느끼도록 신호를 보낸다.

그러나 식욕 조절 중추는 가공식품을 인지하지 못한다. 가공식품을 먹으면 식욕 조절 중추는 계속하여 꺼지지 않는다. 이러한 식욕의 인지 부조화는 비만과 당뇨병을 일으키는 주요한 원인이다.

식욕 조절 중추가 혼란되는 가공식품은 아무리 먹어도 배고픈 현상이 없다. 가공식품이 인체 파괴의 질병을 일으키지만, 의료업계나 영양학계는 이 같은 사실을 외면한다.

오늘날 질병의 주요한 원인의 하나가 음식 섭취이다. 그러나 의과학자들은 음식과 질병은 연관이 없다고 항변한다. 1979년 루벤(D. Reuben) 박사가 처음으로 식이섬유를 먹어야 한다고 발표했다.[3] 그러나 미국 과학진흥협회는 터무니없는 사실이라며 공박했다. 그리고 몇 년 후, 1986년 미국 메모리얼 슬론-케터링 암센터도 암 발병과 식단은 아무런 관련성이 없다고 발표했다.[4]

터무니없이 잘못된 현실에서 의료 전문가의 관습 형태를 따를 필요가 없다. 음식과 질병의 상관관계에서 무엇을 어떻게 먹어야 하는지 생각할 필요가 있다. 음식과 마이크로바이옴의 관계를 이해한다면 건강을 찾는 혜안을 가질 수 있다.

호모 임무누스, 면역 인류

## 건강은 선택, 우연이 아니다

인간과 비슷한 포유동물을 대상으로 익힌 음식과 자연의 생 음식 차이를 비교하는 연구를 했다.[1] 프랜시스 포텐거(F. M. Pottenger) 박사는 10년에 걸쳐 포유류인 수백 마리의 고양이를 대상으로 화식과 생식의 식이 효과를 조사했다.

식단으로 1그룹은 생고기 2/3, 생우유 1/3, 대구 간유를, 2그룹은 익힌 고기 2/3, 생우유 1/3, 대구 간유의 음식을 제공했다. 식단의 차이는 화식과 생식이었다.

1946년 연구 결과에서, 생식한 고양이는 해마다 건강한 새끼 고양이를 낳았고 질병 없이 건강했다. 이에 반해 화식한 고양이는 여러 가지 질병에 노출이 되었다. 시사점은 감염이 된 질병이 오늘날 인간이 겪는 질병과 거의 비슷하다는 사실이다.

또 중요한 차이는 화식한 2세대 고양이는 질병이 많았고 장애도 많았다. 3세대는 질병이 더 많았고, 사산한 고양이도 있었다. 4세대는 심지어 불임 현상도 발생했다.

흰쥐 대상으로 유사 테스트에서 고양이와 같은 결과가 나왔다. 이 사실에서 식생활과 질병의 상관관계는 유의하게 작용한다는 점이다. 따라서 인간의 질병이 먹는 음식에서 비롯된다는 사실을 직시할 필요가 있다.

그리고 식사 후 배설물도 차이가 있었다. 화식한 고양이 배설물은 퇴비로 사용했지만, 강한 독성으로 잡초가 자라지 않았다. 이에 반해 생식한 고양이 배설의 되비는 잡초가 무성하게 자랐다.

여기서 중요한 사실은 오늘날 화식 문화가 인류 역사에서 아주 가까운 시간이었다는 점이다. 따라서 조리하거나 가공식품을 선호하지 않고 과거 음식처럼 생식하면, 긍정적인 변화가 생길 것이다. 이것은 인체 세포가 익힌 음식보다 자연 음식이 생리적으로 맞기 때문이다.

그리고 음식 효소는 인체의 생리 기능을 개선한다. 소화 기능, 영양소 이용, 독소 배출 기능으로 모든 것을 정상화한다. 그러나 과학계, 의료계, 영양학계는 화식과 생식을 구분하지 않는다. 기능보다 형식으로 열량, 성분으로 이해시키며 관련이 없다고 항변한다. 한마디로 개선의 의지가 전혀 없다는 사실이다.

《자기 자신이 되어라(Be Your Own Doctor)》의 저자, 앤 위그모어(Ann Wigmore)의 경험은 유명하다.[2] 인체에서 떼어낸 암세포는 익힌 음식에서 잘 자라지만, 생식에는 자라지 못한다는 실험을 경험했다. 평상시에 생식을 먹어야 하는 이유가 여기에 있다. 또 암에 걸려도 생식으로 고치는 희망을 엿볼 수 있다.

질병은 저절로 생기는 것이 아니다. 여러 가지 원인도 있지만, 무엇보다 음식이 중요하다. 따라서 건강하고 장수하려면, 살아 있는 음식, 생식해야 한다. 선택은 본인이 하므로, 건강은 선택이지 우연이 아니다.[3]

## 음식 효과, 효소 식이

나상(gaston Naessens)은 1946년 혈액에서 죽지 않는 미생물, 소마타이드(somatid)를 발견했다.[1] 실험실에서 극한의 온도, 강산성, 방사선에도 끄떡하지 않았다. 죽이는 방법을 찾을 수 없었다.

자연에서 이 미생물은 동식물의 혈액, 무생물인 광물에서 수억 년 동안 존재하고 있다. 특히 인간의 건강과 관련이 있다. 특히 소마타이드는 생명이 최초로 분화된 형태, 살아 있는 동식물의 유전 특성이 있다. 성장호르몬으로 세포 분열을 할 때 소마타이드는 DNA 전구물질이다.

1936년 오스트리아의 라이히(W. Reich) 박사는 열처리 살균된 밀집에서 미생물의 작은 입자가 원생동물이 되는 것을 관찰했다. 일본의 모리시타 게이치 박사도 인체에서 소마타이드가 필요에 따라 모양을 바꾼다는 사실을 발견했다.

1920년대에 레이몬드 라이프(Raymond R. Rife) 박사도 소마타이드를 발견했다. 인체가 스트레스를 받거나 좋지 못한 생활습관으로 면역 기능이 약하면, 소마타이드는 여러 가지 병원체 형태로 변화되어 숙주를 파괴하는 특성이 있다.

이 사실에서 나상은 건강한 소마타이드를 인체에 투여하면, 면역력이 강화된다는 가설을 세웠다. 그리고 천연물질의 장 뇌수를 원료로 714X를 제조하여 림프 주사로 여러 질병을 치료하는 효과가 나타났다.

따라서 생명체는 효소 작용이다. 효소 없이 생존 불가능하므로, 생명의 기본 물질이다. 인체의 대사 작용에서 촉매로 모든 화학 반응에 관여하고 있다. 따라서 생명은 단백질, 비타민, 미네랄, 물, 영양분이 있어도 효소 없이 생존할 수 없다.

이 사실에서 건강을 위한 식습관으로 효소를 늘려야 한다. 효소는 세포와 장내 미생물이 생성한다. 세포 효소는 음식물 영양소가 재료이므로, 효소가 많은 음식을 섭취하면 건강할 수 있다.[2]

그리고 생명체가 사용하는 잠재 효소의 양은 한정되어 있다. 질병은 효소 부족으로 일어나며, 난치병의 원인은 특정 효소의 부족이다. 특히 인간의 수명은 체내 효소의 양에 좌우된다고 지적한다.[3]

인체는 100조 개의 세포로 구성되어 있다. 각 세포는 1분 동안 100만 번의 화학 반응으로 작용한다. 화학 반응을 매개하는 촉매가 대사 효소이므로 이 효소가 충분해야 건강을 유지할 수가 있다.

인체 생성의 효소는 평생 사용하는 양이 한정되어 있고, 심지어 하루 생산량까지 정해져 있다. 인체는 한정된 효소를 소화와 대사에 나누어 쓰고 있다. 하지만 체내 효소 작용이 소마타이드 역할이라고 조심스럽게 주장한다.

따라서 효소 낭비의 생활습관은 건강을 해치는 행동이다. 가공식품, 당지수가 높은 식품, 트랜스 기름 사용 식품, 가열 가공식품은 건강에 도움이 되지 않은 음식이다. 자연 음식이 아니면 분해와 소화에 더 많은 소화 효소가 사용된다.

대사 효소는 보충하지 못하지만, 소화 효소는 섭취할 수 있다. 소화 효소를 식습관으로 섭취해야 한다. 특히 면역강화를 위해 소마타이드의 줄기세포 역할은 필요하다. 따라서 건강에 필요한 식습관은 효소와 소마타이드 작용으로 볼 수 있다.

## 생식, 유전자를 바꾼다

인체는 세포로 구성되어 있다. 100조 개 세포는 생명 유지를 위해 끊임없이 영양을 공급받고, 노폐물 배출의 물질교환을 이루고 있다. 이 대사 작용으로 세포가 건강해야 제 기능을 할 수 있다.

인체의 면역세포는 80%가 대장에 존재한다. 따라서 면역강화를 위해 대장과 혈액 관리가 우선 요구되고 있다. 질병의 예방 차원에서 식생활과 생활습관의 교정은 필수적이다.

또 세포 유전자 DNA가 건강해야 한다. 유전자는 태어날 때 운명으로 결정되지 않는다. 2013년 〈셀〉 학술지에 발표된 음식과 유전자 발현의 연관성에서, 이로운 음식과 해로운 음식이 유전자를 변화시킨다는 사실을 뒷받침하고 있다.[1]

따라서 당신이 먹은 음식이 바로 당신이다. 아이러니하지만, 먹는 음식으로 건강 상태를 유지하고, 또 바꿀 수 있다는 뜻이다. 결국, 음식이 유전자를 결정하는 과학의 비밀이 있다.

후성 유전학(epigenetics)은 유전자 발현과 억제를 조절하는 학문이다. 그 중요 요인의 하나가 음식이다. 전립선암 환자를 대상으로 거의 채식 음식으로 바꾸고 운동과 명상으로 생활습관을 바꾸어 치료한 예도 있다.[2]

오늘날 소식과 단식의 열량 제한은 장수의 비결이 되고 있다.[3] 2005년 〈셀〉 학술지의 21세기 노화 연구의 여러 논문에서, 시르투인(sirtuin) 유전자가 수명에 관여한다고 밝혀졌다.

시르투인 유전자는 먹는 음식의 에너지 제한으로 발현되는 장수 유전자이다. 공복 상태에서 세포의 미토콘드리아가 생존 모드로 변경하면, 조효소 NAD가 많이 생성되어 활동이 증가한다.

그리고 에너지 부족 상태가 되면, 세포는 구성물을 분해하여 영양분으로 이용하거나 해독하는 기능이 있다. 그러나 주의해야 할 사항은 열량은 낮추되 영양소는 정상적으로 섭취해야 한다는 점이다.

생식은 균형 있는 식사법으로 과식을 막고 열량의 제한으로 장수 유전자를 활성화한다. 인간은 생식하면 본연의 재생 기능이 되살아난다. 인체 세포는 교체(turn over)되고 있다. 소화 기관의 융모는 3일에 교체된다. 피부도 28일 만에 교체된다. 적혈구도 120일, 뼈는 10개월, 각 기관의 세포는 모두 교체된다.

따라서 간단히 먹는 생식 효과는 해독 역할까지 가능하다. 자연 영양소로 충분하고 소식으로 낮은 포도당까지 물질대사를 활성화한다. 특히 인슐린 저항성을 차단한다. 모든 질병은 인슐린 저항성에서 시작해 고혈압을 거쳐 질병으로 발전하게 된다.

질병은 식이 문제에서 발생한다. 생식을 통한 예방은 원론적인 이야기가 아니다. 대장암, 유방암, 전립선암, 췌장암도 식단을 통해 개선할 수 있다. 인체 환경에서 질병은 산성, 저산소, 고혈당이 원인이다.

생식은 인체에서 식이 환경을 개선해 알칼리 환경으로 바꾼다. 산성 환경에서 자라는 암도 성장하지 못한다. 자연식의 생식은 면역 상승으로 질병을 예방하는 기초로 산소 기능을 강화한다.

생식은 항암 유전자(p53, BRCA, CCND2)의 발현을 증가시킨다. 또 자연식의 생리활성물질인 피토케미컬은 면역 기능이 뛰어나 세포 유전자의 상승효과로 인체를 건강하게 만들 수 있다.

## 단식의 혜택

위장에서 분비되는 렙틴 호르몬은 식욕 자극의 스위치를 끄는 역할을 한다. 호르몬이 분비되면, 식욕이 사라질 때까지 20분이 걸린다. 과식하는 이유를 생각하면 충분히 자제할 수 있다.

음식과 수명의 관계에서, 열량 제한으로 수명이 연장된다. 어떤 연구에서 열량 섭취를 2년간 15%를 줄이면, 신체 노화가 늦춰지고 체중이 8킬로그램이나 줄어드는 결과가 나타났다.

인체는 덜 먹으면 노화 지연, 체중 감소, 면역 기능이 활성화된다. 간헐적 단식은 제한 습관도 되지만, 간편한 방식이다. 가끔 아침, 점심, 저녁을 일주일에 몇 번씩 거르는 방식도 혜택이 크다.

단식(fast) 효과를 모방한 식단은 체중 감량으로 다발성 경화증을 줄인다. 단식하면, 손상된 면역세포를 복구하여 강하게 만든다. 이 경우는 약물의 화학요법 내성에 대하여 영향을 미칠 수 있다.[1]

새벽부터 일몰까지 며칠간 간헐적인 단식을 하면 단백질 기능의 특징으로 포도당 대사, 지질 대사, 일주기 시계, DNA 복구, 세포 골격 재형성, 면역체계와 인지 기능의 조절을 크게 상향 조절할 수 있다.[2]

인간의 활동은 주간에 이루어진다. 따라서 대사 조절의 단백질을 최적화하려면, 연속적으로 며칠간 주간에 단식해야 한다. 새벽 식사와 저녁 식사로 하루 과도기 주간 활동을 유지하며 식사 시간을 정하는 것도 대사증후군과 그 합병증, 암 예방에 열량 조절만큼이나 효과가 있다.

인체의 영양 섭취는 3가지 기능을 한다. 신체 에너지원, 면역조절, 그리고 두 기능의 성장이다. 단식은 조절 기능에서 면역 향상과 해독에 도움이 된다. 단식 중에 방부제, 중독 물질, 축적된 독소나 중금속 제거가 이루어진다.

또한, 체지방을 줄일 수 있다. 과도한 지방은 면역체계 균형을 손상하고, 기관 염증의 유발로 혈관 질환과 건강 문제를 일으킨다. 따라서 전문가들은 지방을 과도하게 섭취하는 사람은 체중 감소만으로 면역력이 향상된다고 역설한다.

단식할 때, 건강 유지를 위해서 몇 가지를 유의해야 한다. 건강 상태를 먼저 확인해야 한다. 단식은 건강한 사람에게 권고할 수 있지만, 아픈 사람은 의사와 상담할 필요가 있다.

또 균형 잡힌 식사도 중요하다. 에너지로 바뀌는 소화 시간이 긴 복합 탄수화물과 식이섬유의 섭취가 좋다. 현미, 감자, 통밀빵, 곡물, 콩, 귀리, 고구마도 오래 계속되고 포만감이 오래 계속된다.

녹색 채소, 브로콜리, 당근은 식이섬유, 비타민, 미네랄이 풍부하다. 동시에 식물단백질과 생선, 닭고기, 고기 같은 동물 단백질로 얻을 수 있다. 수박, 파파야, 멜론, 오렌지 같은 과일도 생으로 섭취하면 좋다.

2리터의 자연수 섭취 또는 하루 8~9잔의 물을 섭취해야 한다. 또한, 트랜스지방이 높은 음식을 피하고, 단순 당이 포함된 음료와 단 음식이나 음료를 줄여야 한다.

단식을 그만둘 때 음식은 하루 필요량의 10~25% 정도가 적당하다. 일몰 후 저녁 식사는 약 25~35%, 아침 식사도 하루 필요량의 20~35%를 낮출 필요가 있다.

따라서 인체를 위한 균형 잡힌 영양과 절식은 필요하다. 인간은 건강과 유지 측면에서 활동과 유산소운동을 겸하는 것도 건강을 지키는 장점을 제공한다.

# 15장

# 면역 습관

## 면역, 습관의 알고리즘

인류는 환경 대응으로 자연선택과 적응으로 진화하였다. 2012년 미국 갤럽조사에서, 미국인의 15%는 자연선택으로 진화했다고 응답했다. 32%는 생명은 진화했지만, 신이 지휘했다고 믿었다. 그리고 46%는 성경의 내용처럼 창조되었다고 믿었다.[1]

대학을 졸업하고 이 생각은 변하지 않았다. 같은 조사에서 문학사 출신은 46%가 성경의 창조를 믿었던 반면, 14%는 인류가 스스로 진화했다고 믿었다. 심지어 석사와 박사 학위를 가진 사람도 25%만 자연선택으로 인류가 진화했다고 믿었다.

인류의 발달사는 환경 변화의 자연선택이었다. 자연선택은 다음 세대에 유전자로 나타나고, 면역 시스템에서 생존 과정은 끝없이 변화했다. 동물은 번식도 확률 계산에 의존하고 있다. 따라서 생명체의 선택은 확률 평가의 알고리즘이었다.

그리고 인류의 아름다움은 성공하는 자식을 낳을 확률로 계산한다. 여성이 남성을 보고 잘생겼다고 생각하면, 사랑에 성공할 확률은 높아진다. 남성 발산의 강렬한 몸짓은 여성의 눈에서 작용할 때, 진화의 초강력 알고리즘이다. 작은 단서는 순식간에 확률로 변환되어 결론을 이끌게 된다.

알고리즘은 우수한 유전자로 판단하여 남성과 결혼하면, 자식도 우수하고 건강할 것으로 판단된다. 언어나 숫자로 표현되지 않지만, 강한 이끌림의 느낌으로 올 뿐이다. 인류는 중요 선택을 할 때, 결정은 거의 99% 감정이나 욕망까지 정교한 알고리즘으로 결정된다.[2]

알고리즘은 방법론으로 문제의 판단, 결정, 해결에 사용되었다. 감정은 시를 쓰고 작사하는 영역만이 아니다. 감정은 생존과 번식에 사용되는 필수의 생화학적인 알고리즘이다. 인류 진화의 과정에서 핵심으로, 21세기를 지배하는 개념이 되었다.

오늘날 인류는 인공지능이나 빅 데이터를 습관적으로 사용한다. 삶에서 미래를 고려할 때, 감정까지 고려한 알고리즘은 정확하다. 그리고 오늘날 영화에도 가장 많이 이용되며, 사회 전 분야에서 사용될 만큼 중요하게 작용하고 있다.

따라서 알고리즘은 현대 사회에서 삶을 지배하고 있다. 인간도 두려움을 느끼면 뇌 신경이 곤두박질치고, 놀란 경험자는 공유할 가능성이 더 크다.[3] 그러나 차이는 있다. 돼지는 인류가 느끼는 연민, 잔인함, 경이감을 모를 것이다. 물론 돼지 감정도 인류는 모른다. 그러나 포유류가 공유한 감정은 중요하게 작용했고, 공동의 유대감은 더더욱 필요한 것으로 판단되었다.

포유류는 어미가 젖을 빨게 할 정도로 새끼를 사랑하며 유대감으로 모성 욕구를 느낀다. 그리고 유대감이 없으면, 오래 살지 못하는 것은 포유류의 특성이다.[4] 심리학자는 부모와 자식 간의 정서적 유대를 중요하게 생각하지 않았으나, 과학자들이 이 사실을 인정하는 데 오랜 기간은 걸리지 않았다.

인류 역사에서 진화는 변화하는 것이다. 진화적 관점에서, 돌연변이는 본질이다.[5] 물론 진화론을 거부하는 사람도 있으나 유기체 본질은 알고리즘이다. 과거 인류가 경험했던 행동이 수학으로 표현된 알고리즘은 오늘날 유익하게 작용하고 있다.

## 건강, 습관 효과

인간은 삶에서 스트레스는 누구나 겪는다. 현대인의 생활은 무엇보다 바쁜 일상이다. 이 생활방식은 스트레스를 수반하고 신체적, 심리적으로 감당하기 어려운 상황으로 위협과 불안한 감정을 느낀다.[1]

스트레스를 느끼는 감정 습관은 질병 현상으로 이어진다. 그러나 뇌, 면역 기능, 내분비기관으로 연결된 마음의 심리 상태는 질병 회복에 좋은 영향을 미친다. 스트레스는 마음 상태이기 때문이다. 마음에 장기간 작용하면 균형이 무너지고, 그 불균형으로 자연치유력은 작용하지 못한다. 따라서 마음과 인체에 나쁘게 작용하는 것은 질병 현상이 된다.

이에 반해 웃음과 유머는 마음을 느긋하게 만드는 특성으로 삶의 질을 높인다. 웃음은 육체와 정신, 특히 내면의 영혼까지 건강을 증진할 수 있다. 무엇보다 역경에 좌절하지 않는 정신력을 키울 수 있다. 따라서 웃음과 유머는 상황 극복에 도움이 된다.

스트레스를 이겨 낸 사람의 특징은 성격이 밝고 낙관적이다. 반대로 스트레스에 약한 사람은 어둡고 비관적이다. 따라서 낙관적 성격으로 습관이 되면, 적극적으로 받아들이는 자세가 되어 현명한 삶의 방식이 될 수 있다.

인간은 스트레스를 받으면 보호 본능에서 코르티솔을 분비한다. 신체에 물리적인 위협이 없어도 위협 반응이 되는 스트레스는 건강의 나쁜 요인이다. 따라서 스트레스 호르몬을 낮추는 것도 질병 치료의 방법이다.

웃음에는 면역 효과가 크다.[2] 웃음은 스트레스를 줄이고, NK세포를 활성화한다. 낮은 NK세포 활동은 질병의 저항 감소와 나쁜 상태를 의미하므로, 웃음은 인지 행동으로 사용되는 자연치유력이다.

연구에서 처방 약이나 알코올을 먹지 않고, 유쾌한 비디오를 1시간 동안 감상시켰다. 대조군은 잡지를 읽으며 시간을 보냈다. 결과에서, 감상 전보다 NK세포 활성화는 58%나 상승했고, 항체는 20% 상승했다. 그리고 시토카인 활성으로 감마 인터페론도 125% 상승했다.

웃음은 통증을 억제한다. 효과는 아스피린보다 2배 높다. 가능하면 10분에 한 번 큰 소리로 웃으면 기분도 좋아지고, 통증도 가라앉는다. 의도적인 효과를 보기 위해 웃음을 짓고, 기분이 좋아질 때까지 억지로 웃어야 한다.

특히 웃음은 심장을 보호한다. 스트레스는 심장병의 원인으로, 스트레스가 활성산소를 일으켜 혈관내피세포에 염증을 유발한다. 혈관 벽

이 좁아져 탄력이 저하되고 동맥경화가 발생하면 심장마비로 쓰러질
수 있다.

심장발작을 일으킨 환자 150명, 심장병의 경험이 없는 150명 대상으
로 여론조사를 했다. 어떤 일에 웃는지, 불쾌한 상황에 웃는지 확인을
위해 질문지를 작성하여 조사했다. 결과에서, 웃음 횟수와 문제 처리
에서 심장병 경험자는 유머 활용의 빈도가 40%나 낮았다. 웃음은 심장
을 보호한다는 사실은 이로써 증명되었다.

스트레스는 정신 혼란의 패닉(panic) 상태를 만든다. 특히 질병에 걸
린 사람은 패닉 상태에 빠지기 쉽다. 이 현상으로 아드레날린 수치 증
가, 혈관 수축, 심장 박동 불규칙, 심장 근육섬유가 파열되기도 한다.

패닉 상태는 질병 심화나 악순환 경향으로 예방을 해야 한다. 웃으면
뇌 분비의 엔도르핀과 도파민이 불안 진정, 통증 억제, 긍정적 감정으
로 인체의 자연치유력을 상승시킨다.[3]

따라서 스트레스는 심리적인 상황으로 발생한다. 질병 유발도 심리
이고, 질병 치료도 심리라는 사실에서 웃음과 유머는 습관 효과로 건
강을 유지할 수 있다.

## 긍정의 효과, 플라세보 효과

인체는 뇌, 면역체계, 내분비기관이 서로 연결되어 있다. 서로 상호
소통하며 생병을 보호하고 유지를 한다. 따라서 질병은 심리 상태와

관련성이 높다.[1]

인체의 방어 현상은 신경전달 호르몬으로 내분비기관과 면역체계가 연결된 시스템이다. 호르몬은 뇌와 면역체계에 전달되고, 면역체계는 시토카인 분비로 뇌와 내분비기관에 전달한다.

즉, 뇌에서 지령하는 내용이 내분비기관의 작용으로 호르몬이 분비된다. 이렇게 면역체계에 전달되면 강도 차이에서 방어력이 약하면 질병에 노출된다. 이 구조는 인체의 심리 상태와 긴장 정도에 따라 다르게 나타난다.

인체의 플라세보 효과(placebo effect)는 긍정 반응으로 질병의 치료 효과가 있다. 인체의 자연치유력으로 치유가 되는 것이다. 그러나 부정적이면 이유도 없이 치유되지 않을 수 있다. 이 현상을 노세보 효과(Nocebo effect)라고 한다.[2]

인체가 위급한 상황이면, 마음이 강력한 치유의 도구가 된다. 뇌가 인체에 확신시키는 신념이다. 인류는 이러한 자극으로 수천 년 동안 생존해 왔다. 상황 과학에서 위약은 전통적 치료법으로 효과 또한 크다.

따라서 위약 효과는 긍정적인 생각 그 이상이다. 치료나 복용이 효과가 있을 것으로 믿는 신념이 뇌와 인체를 연결하는 시스템이다. 위약은 콜레스테롤을 낮추거나 종양의 축소 작용은 하지 못한다.

대신, 위약은 통증 감각을 낮추는 뇌 조절 작용이다. 위약은 기분을 좋게 만들고, 자연치유력 상승으로 통증, 스트레스 불면증, 피로, 메스꺼움, 암 치료 부작용을 줄이는 데 효과적이다.

최근 전문가는 위약 반응이 특정한 질병에 치료 효과가 없는 것이 아니라 비약리 메커니즘이 존재한다고 강조한다. 위약 메커니즘은 모르

호모 임무누스, 면역 인류

지만, 엔도르핀과 도파민 같은 신경전달물질 증가로 기분, 정서, 인지의 뇌 영역까지 신경 반응 효과가 나타난다. 위약은 기분으로 느끼는 뇌 작용의 치료 효과이다.

일반인에게 두통 진통제에 대한 반응을 조사했다.[3] 한 그룹은 약물 이름이 표시된 편두통약, 다른 그룹은 위약이 붙은 위약, 세 번째 그룹은 아무것도 복용하지 않았다. 위약이 편두통의 발작 후 통증을 줄이는 데 편두통약보다 50% 이상 효과적이었다.

연구자는 위약 효과를 약 복용의 단순 행동으로 추측했다. 사람들은 약 복용으로 긍정의 치유 효과를 경험한다. 약이 아니란 사실을 알아도 단순 행동이 뇌를 자극하여 치유된다고 믿는다.

따라서 식사, 운동, 명상, 사교는 삶의 의식에 참여만 해도, 위약 효과를 얻을 수 있다. 행동 그 자체, 긍정적인 개입으로 환자가 느낀 관념은 혜택 그 이상이다.

희망과 긍정의 위약 효과, 플라세보 효과는 측정 대상이 아니다. 하지만, 인체가 느끼는 관념은 건강에 도움이 된다. 따라서 질병이 치유된다는 믿음은 그 이상의 효과를 거둘 수 있다.

## 자기 암시와 명상

인간의 뇌는 이해할 수 없는 단순하고 복잡한 영역이다. 하지만 정교하여 예측이 어렵지만, 무한한 가능성을 지니고 있다. 따라서 자기 암시나 명상을 활용하면 건강하고 만족스러운 생활을 영위할 수 있다.

생활에서 영감과 무의식의 활용은 자연치유력으로, 무의식을 모르면 심리 에너지는 분산되어 질병이 될 수 있다. 부정적인 생각과 좋지 않은 감정은 심신을 아프게 만든다.

불면증, 신경성 위경련, 스트레스성 편두통은 자신의 의지와 관계없이 마음으로 통제할 수 없는 무의식 영역이다. 따라서 의사도 치료하지 못한다. 그러나 긍정적인 생각만으로 에너지를 증폭시키면 자연치유력과 면역강화로서 질병을 치유할 수 있다.

따라서 마음을 관리하는 방법으로 자기 암시를 습관화하고 체화하면, 치유된다는 믿음으로 상상만 해도 에너지 작용으로 질병이 회복될 수 있다. 나아진다는 암시만으로 증상을 호전시키고 통증과 난치병이 나아진 사례는 수없이 많다.

무의식을 믿는 사람과 믿지 않는 사람의 경우, 그 차이는 크다. 무의식을 이해하고 잠재의식을 믿으면 의미 있는 행동으로 자기 암시를 습관화하여 활용할 수 있다. 물론 자기 암시나 최면에 대해 의구심을 가지는 사람도 있다.

자기 암시는 정신 집중으로 무의식의 잠재력을 깨우는 특화 기술이다. 집중하는 데 방해 요인을 차단하고, 오로지 집중 상태에 전념하는 것이다. 따라서 정신훈련법은 자기 암시를 근거로 한다.

물론 자기 최면일 수 있다. 심신 이완과 상상력 동원은 같은 이치이다. 기본원리에 충실하여 정신만 집중시키면 된다. 이와 관련하여 독일의 정신학자인 슐츠(J. H. Schultz) 박사의 자율 훈련법(Autogene Training)이 있다.[1]

집중된 자기 이완법으로 심장, 호흡, 인체의 전 기관을 일정한 순서로 조절하고 집중시켜 이완 상태로 심신 부조화와 장애를 없앤다. 특히 행동과 정신 에너지를 배가하는 자기 단련은 수면과 밀접한 관련이 있다.

자연스러운 이완 상태, 즉 잠에서 깨어났을 때 잠자기 직전 집중하면 효과가 크다. 자기가 원하는 모습을 상상하거나 질병이 낫는 상태를 연상하면 긍정적인 암시는 생각하는 그 이상이 된다.

명상(meditation)은 마음 고통에서 벗어나 왜곡 없는 순수한 마음으로 돌아가 실천하는 것이 명상이다.[2] 특히 동양 종교의 수행법으로 인간 마음을 순수한 내면의식으로 몰입하여 참된 자아를 찾아가는 과정이다.

그러나 일부 사람들은 명상을 현실 도피의 수단으로 이용하기에 순수 기능이 발휘되지 않을 수 있다. 명상은 목적 달성의 수단이나 기술이 아닌, 자기만의 수양하는 방법이 되어야 한다.

명상을 유용하게 활용한 사람은 그 영향력으로 스트레스를 해소하고, 건강 유지를 위한 수행법으로 활용한다. 빌 게이츠나 래리 엘리슨이 명상을 중시하는 것도 자기 수행, 좋은 통찰력, 창의력 수단으로 활용하기 때문이다.

따라서 자기 암시나 명상은 건강에 도움이 된다. 마음 이완과 상상력은 무의식으로 정신을 집중하여 긍정 이미지로 자기 암시를 걸어야 한다. 결과는 도움으로 나타나 현재보다 나은 미래와 질병을 극복하는 데 도움이 될 수 있다.

## 자연치유력, 생활습관 만들기

인체의 방어기능은 자연치유력이다. 항상성, 상처 회복, 면역체계의 치유력은 태어나면서 얻는 선천 면역이다. 의학에서도 자연치유력의 보강이나 향상에 그 목적을 두고 있다.

인체 환경을 유지하는 항상성은 체온, 수분, 수소이온 농도 등의 피드백으로 조절된다. 인체가 변화 신호를 감지하고 수용하여, 조절기관으로 보내는 반응 매체로 평행상태를 유도한다.

상처가 저절로 낫는 원상태 기능은 아픈 통증을 줄이고 제거하여 평정심을 가지게 만든다. 그렇지만 암, 고혈압, 당뇨병의 생활습관에서 비롯된 질환은 면역력 저하에서 기인하고 있다.

이처럼 자연치유력의 질병 예방하는 역할은 세로토닌이다. 현대인의 생활에서 스트레스는 부정적인 영향이 상당히 많다. 하지만 질병이 되지 않으려면 더 나빠지지 않게 조절해야 한다.

그리고 마음으로 이루는 의욕적 도파민이나 공격적 노르아드레날린의 지나친 행동을 조절하려면, 세로토닌이 평상심을 유지토록 해야 한다.[1] 또 자율신경으로 교감신경이나 부교감신경 어느 한쪽으로 편향되지 않아야 한다.

건강한 인체는 세로토닌이 필요하다. 정신과 신체의 긍정적인 밝은 마음은 세로토닌이 형성한다. 따라서 건강을 유지하려면 세로토닌을 만드는 생활습관이 필요하다.

스트레스는 조절할 수 있는 메커니즘이다. 누구나 스트레스를 겪지만, 이길 수는 없다. 또한, 스트레스를 감지하고 피하는 것도 좋은 경우

호모 임무누스, 면역 인류

가 된다. 따라서 줄이는 방법으로 모색이 바람직하다.

따라서 스트레스의 속성을 알아야 한다. 스트레스는 주관적으로 수용 태도에 따라 다르게 반응한다. 피할 수 없으면, 받아들이고 즐겨야 한다. 싫고 귀찮은 일도 도움이 된다고 믿는 의지가 필요하고, 받아들일 수 있는 슬기와 용기도 필요하다.

평소 긍지와 자부심, 그리고 감사와 긍정적인 생각을 할 필요가 있다. 하는 일이 있으면, 스트레스도 있다. 직업 없는 스트레스보다 낫고, 지나고 나면 보람이다. 며칠 동안 밤을 지새울 땐 스트레스였지만, 성공하고 나면 자극제였다는 뜻이다.

모든 일은 마음먹기에 달렸다. 아슬아슬한 스포츠도 기분이 좋으면 유스트레스(eu-stress)가 된다. 반대로 자주 즐기지 못하면 디스트레스(distress)가 되기에 바꾸는 용기가 필요하다. 마음에 따라 다르게 나타나는 현상일 뿐이다.

세로토닌은 필수 아미노산인 트립토판으로 합성된다. 90% 이상이 장에서, 나머지는 뇌에서 생성된다. 하지만 장과 뇌의 세로토닌 기능은 다르다. 장에서 만든 트립토판이 세로토닌으로 전환되는 것이다.

세로토닌 전환에 필요한 조건이 햇볕이다.[2] 수면 호르몬인 멜라토닌이 세로토닌으로 변환된다. 그리고 생체리듬으로 밤이면 세로토닌이 변환되어 멜라토닌이 분비된다. 물론 전구물질은 세로토닌이다.

사회생활에서 중요한 것은 인간의 접촉이다. 동물 본능, 즉 사람들 접촉이다. 사람과 군중 속에서 이루어지는 신체적, 정신적 접촉은 본능 충족으로 기분을 좋게 만드는 요인이다.

세로토닌은 뇌에서 분비되지만, 분비되는 양이나 활성화에 미치는 영향은 다르다. 세로토닌 결핍은 기분과 행동으로 나타나 주위 사람들을 불안하게 만든다. 그러나 뇌 특유의 관성 법칙을 이용하면 새로운 습관을 만들 수 있다.

세로토닌의 기능 변화를 유도하면, 정신과 행동, 나아가 건강까지 좋아진다. 항상 좋은 인사, 좋은 말씨, 걷기, 천천히 먹기, 운동, 명상의 규칙적인 리듬으로 좋은 생활습관을 만들 필요가 있다.


## 의학적 음식 습관


오늘날의 인류는 질병과의 전쟁에서 전환기를 맞고 있다. 인간은 과학적 근거로 무엇을 먹어야 하는지, 무엇을 마실지, 결정을 할 수 있어야 한다. 약처럼 얻을 수 있는 혜택의 과학적 자료로 음식은 건강에 도움을 줄 수 있다.

오늘날 의학의 급격한 발전에도 불구하고, 발병률은 현저히 높아지고 있다. 세계인을 위협하는 질병은 전염병이 아닌 암, 심장질환, 고혈압, 당뇨병, 비만, 퇴행성 질환 등의 만성 질환이다. 특히 질병은 생활습관에서 기인하고 있다.

현대의학은 뛰어난 치료법이 개발되고, 좋은 약물을 승인받아도 질병 치료에는 한계가 있다. 또 질병에 대응하는 의학은 영리 추구의 미봉책에 그치고, 지속 가능한 해결책이 되지 못한다.

오늘날 현대 의학으로 건강을 지킬 수 없는 현실이 되었다. 그리고 약물로도 치료할 수 없다. 이에 따라 질병 예방이 어느 때보다 절실한

환경으로 획기적 개선책이 요구된다. 그 대안이 바로 음식을 이용한 식습관이다. [1]

현재까지 건강과 영양학은 독립 분야로 도움이 되지 못했다. 식품공학, 생명과학, 미생물학, 면역학, 영양학의 각 분야도 중요하지만, 환원적으로 다루어졌기 때문에 도움이 되지 못한다. 따라서 무엇이 좋고, 어느 정도 이로운지, 어떤 영향을 미치는지 현실적인 답이 될 수 없다.

의사도 영양 부족이 질병이 된다는 사실은 잘 알고 있다. 약식동원, 약과 음식은 근원이 같다. 음식으로 고칠 수 없는 병은 약으로 고칠 수 없다. 예부터 전해 내려오는 의학계의 진실로서 어느 때보다 음식이 중요하기 시작했다.

그리고 음식은 누구든지 이용할 수 있는 장점이 있다. 음식의 관점에서, 어느 것이 도움이 되는지 건강에 대한 정보도 필요하다. 건강은 질병 없는 상태로 인식하지만, 그보다 크고 넓은 개념으로 인식해야 한다. [2]

건강은 일시적인 상태가 아니다. 삶을 마칠 때까지 면역체계로 세포와 기관의 전체 조율의 기능을 의미한다. 인체는 자연치유력이 있지만, 면역체계는 건강을 위한 공통 시스템이다.

인체의 면역체계는 음식으로 도움받을 수 있다. 따라서 건강 유지를 위해서, 어떤 음식을 먹어야 하는지, 얼마나 먹어야 하는지 이해할 필요가 있다. 음식으로 질병에 대한 면역체계 즉 면역, 유전자, 마이크로바이옴, 그리고 자율신경계가 작용해야 한다.

그리고 면역체계는 장의 영향을 많이 받는다. 음식으로 장을 조절하면, 효과적으로 질병 퇴치와 장수에 도움받을 수 있다. 블랙베리, 호두, 석류, 해조류 음식은 면역체계를 활성화한다.

유전자, DNA는 세포 보호의 측면에서 면역체계를 강화한다. DNA는 스트레스, 수면 부족, 가공 화학물질, 환경 호르몬의 영향을 벗어나면 재생과 복구 능력으로 대처한다. 이로운 유전자는 활성화하고, 해로운 유전자는 비활성화하는 능력이다. 또 텔로미어를 늘려 장수할 수 있다.

100조 개의 마이크로바이옴 장내 미생물은 정신적, 신체적으로 도움이 될 수 있다. 미생물은 생리활성물질을 만들고, 면역체계를 돕고, 뇌 기능의 호르몬도 생성한다. 김치, 치즈, 청국장은 마이크로바이옴 강화에 도움이 된다.

인체의 자율신경 작용은 다세포의 제어로써 균형을 유지한다. 특히 활동과 휴식 조절은 면역체계에 도움이 된다. 항상성은 자연치유력으로 질병 예방에 도움이 되고 있다.

따라서 매일 먹는 음식이지만, 질병 예방의 차원에서 건강을 도모하는 음식 습관에 유의할 필요가 있다. 이로운 음식의 혜택은 면역력 제고로서 유용한 전략이다.

## 음식을 씹는 저작의 과학

음식을 씹는다는 뜻으로 저작(mastication) 효과는 큰 의미가 있다. 물리적으로 잘게 부수기도 있지만, 더욱 중요한 효과는 저작으로 침을 충분히 섞는 역할을 한다.

저작으로 생긴 침은 소화 효소인 알파 아밀라아제와 면역 기능을 수행하는 면역글로블린A(IgA), 락토페린, 라이소자임, 페록시다아제의 성분이 있어 1차 소화 작용과 1차 면역 기능을 수행한다.

음식을 먹고 저작할 때 귀밑 이하선, 턱밑 악하선, 혀 밑 설하선 3개의 침샘에서 탄수화물 소화 효소인 프티알린(ptyalin)이 분비된다. 그리고 오래 씹을수록 단맛이 나는 것도 침으로 소화되면서 생긴 맥아당 때문이다.

탄수화물 소화 효소는 침의 프티알린 외에 췌액, 장액이 포함되나 위액은 포함되지 않는다. 따라서 씹지 않고 삼키게 되면 췌액 분비의 십이지장까지 소화가 이뤄지지 않아 위의 부담이 커진다.

동양의학에서 침은 흰 피로 일컫는다. 붉은 피는 혈액, 누런 피는 림프액, 검정 피는 허혈로써 건강 지표가 된다. 음식을 먹을 때 잘 씹으면 침에 산소가 섞여 효소가 충분히 분비되고 분해가 쉬워진다. 따라서 저작은 입안의 음식물을 활성화한다.

그리고 침에는 파로틴(parotin) 호르몬이 함유되어 잘 씹으면 다량 흡수되고 혈액에서 좋은 작용을 한다. 파로틴은 뼈, 치아 조직을 촉진하고, 혈관 신축성을 높이고, 백혈구를 증식하는 역할도 한다.[1]

또 입에 음식이 없을 때, 단순히 입을 움직이는 효과도 충분하다. 파로틴은 입을 움직여도 침이 함께 분비되고, 입에서 흡수되어 뼈, 치아, 모발, 피부, 혈관을 튼튼하게 만들고 질병을 예방하는 역할도 한다.

일본의 혈청 면역학 분야의 오다카 이코 박사는 저작의 효능으로 모든 환자에게 음식 먹을 때 50회 씹도록 원칙을 정하고 있다. 그리고 현미 채식으로 완전한 식이가 되도록 주의하며 당부한다.[2]

이러한 식사는 동양의학에서 중요한 음식을 수단으로 하는 의술 치료법이다. 올바른 식사는 질병 억제의 혈액을 깨끗하게 만든다. 그러나 서양의학은 치료의 보조 수단으로 간주할 뿐이다.

인체에는 오장육부와 온몸을 잇는 경락이 있다. 위에서 췌장을 잇는 경락은 턱에 있다. 따라서 저작으로 턱의 경락을 자극하면 위와 췌장의 기능이 좋아진다. 잘 씹으면 음식이 도달하기 전에 위액이 분비되고, 췌액 분비로 음식물을 쉽게 소화하게 만든다.

동양의학은 수천 년 전부터 경락 연결의 건강상 이익을 인정해 왔다. 저작으로 위나 췌장 기능이 활발하면, 그 자극으로 쓸개 기능도 좋아져 음식물이 들어오면 담즙을 다량으로 분비한다.

저작으로 위, 췌장, 담낭 기능이 활발해지면, 탄수화물 등의 3대 영양소는 낭비 없이 충분히 소화되고 흡수하게 된다. 따라서 소식으로도 모든 영양소가 흡수되어 인체는 에너지를 충분히 얻을 수 있다.

특히 음식을 잘 씹으면 소화 기능이 강화되어 신진대사가 활발해진다. 단지 잘 씹는 것만으로 위의 소화 부담을 줄이는 동시에 경락 자극으로 위 작용과 기능이 원활해진다. 즉 소화기의 재생 역할로 위장병을 치료하는 것이다.

그리고 췌장의 췌액 분비가 개선되면, 인슐린 분비도 좋아져 당뇨병의 개선 효과가 나타난다. 더욱이 쓸개 기능이 개선되면, 담즙을 보내는 간 기능도 좋아져 쓸개와 간장 관련 질병의 개선 효과가 두렷하게 나타나게 된다.

## 면역 식단, 효소 식이

효소(enzyme)는 무질서에서 질서로 나아가는 힘이 있다. 1960년 후반 과학자들은 효소를 생화학 반응의 촉매로 설명했다. 그러나 특이한 현상으로 특정 기질에 특정 효소로써 설명했지만, 정확한 작용을 모르고 있다.

효소는 생물 시스템(Biotic system) 내 수소 전달에서 양성자 역할을 하지만, 양자 기능이나 그 역할은 모른다. 그러나 자연에서 일어나는 양자(quantum) 현상은 흔하게 나타난다. 대표적인 것이 광합성(photosynthesis)이다.[1]

효소는 모든 세포에서 생체분자 반응을 빠르게 한다. 그리고 효소가 물질 공간에서 한 점에서 다른 점으로 순간 이동시킨다는 사실은 이해할 수 없는 영역이었다.

인체에서 생체 세포는 뜨겁고 축축하고 아주 복잡한 환경이다. 그리고 세포는 끊임없이 섞이는 분자가 가득하다. 단백질, 지질, 당, DNA를 비롯해 생명을 이루는 모든 생체분자는 다양한 효소 작용으로 움직이는 것이다.

효소는 동물이든 식물이든, 생명이 있으면 존재한다. 식물 씨앗에서 싹이 나오는 것에서 줄기로 자라는 것까지 효소가 작용한다. 그리고 인간도 수많은 효소 작용으로 이루어지고 있다.

음식의 소화 과정에서 분해, 흡수, 합성, 수송, 배출, 에너지 공급, 신진대사, 독소 해독까지 모두 효소의 작용이다. 따라서 효소의 활성화는 건강에 많은 영향을 미치고 있다. 인체 내 작용하는 효소는 3만 종에서 수십만여 종으로 추정되고 있다.

미국 효소의 전문가 에드워드 하웰(Edward Howell) 박사는 사람이 일생 만드는 효소의 양은 정해져 있다고 주장한다. 이는 잠재 효소로 모두 사용되었을 때 생명체 수명은 끝난다고 설명한다.[2]

그러나 일본의 내과 전문의 신야 히로미 박사는 수천 종류의 효소는 정해진 것이 아니라 모체 효소, 즉 원형 효소가 만들어진 후 필요에 따라 변형되어 필요 장소에서 사용된다고 주장한다.[3]

40여 년간 30만 명 이상의 환자를 치료하며 경험했던 사실에 근거한다. 특정 장소에서 특정 효소가 소모되면, 인체의 다른 곳은 효소가 부족해진다. 술을 마신 후 알코올 분해 효소가 사용되면, 소화 효소의 부족으로 소화가 되지 않는다는 예로 설명한다.

인체에서 효소의 양이 생명 현상을 지배하고 있다. 효소의 양이 풍부하면, 에너지와 면역도 동반하여 높아진다. 따라서 건강 상태는 체내 효소의 유지와 소비 억제에 달려 있다고 말할 수 있다.

효소의 생성은 생명을 가진 생명체뿐이다. 효소 식품, 즉 발효 식품도 미생물이 만드는 음식이다. 따라서 효소와 대사산물을 생성하는 다양한 미생물이 건강한 인체가 되도록 체내 환경을 조성할 필요가 있다.

궁극적으로 인체 효소의 양이 정해져 있다면, 장내 미생물의 도움을 받아야 하는 처지가 된다. 따라서 음식은 효소 음식이 되어야 한다. 효소 음식으로 장내 미생물의 개선은 건강을 유지하는 첩경이다.

# 면역의 마이크로바이옴

마이크로바이옴과 건강, 그리고 질병 정복에 도움 되는 것이 무엇인가에 대한 과학자들의 관심은 증가하고 있다. 이에 걸맞게 인류 건강이 많은 관심을 받고 있다.

마이크로바이옴은 오늘날 의학에서 가장 흥미롭고 혁신적인 분야로 각광을 받고 있다.[1] 빠르게 성장하는 이 분야의 논문은 2000년 수십 편에 그쳤으나, 2017년 9천 편 이상 증가하였다.

새로운 논문은 건강과 관련, 일반 식품에서 의료, 보건, 음식, 건강보조식품, 약품, 제약업계의 모든 지식을 얻을 수 있다.

인체 일부로 인식되는 이로운 박테리아 이름이 중요해질 전망이다. 라틴어로 된 박테리아 이름이 외우기 어려울지 모르나, 앞으로 이름을 외워야 하는 현실이 될 것으로 예측된다.

인체의 박테리아 종은 10억 종 이상이다. 인간과 직접 관계는 적지만, 진화의 과정에서 많은 종의 박테리아와 바이러스는 공생하고 있다. 그리고 장 박테리아는 1천 종 이상과 입에도 25종 이상의 박테리아가 살고 있다.

장내 미생물의 다양성은 건강 척도로 평가된다. 인간과 박테리아 생태계의 다양성은 건강 유지의 협동체계를 이루고 있다. 박테리아 수가 많고 다양할수록 인체는 건강한 것으로 평가받는다.

그리고 건강에 미치는 영향으로, 장에서 만들어지는 생성 물질이 인체에 좋은 영향을 준다. 짧은사슬지방산은 박테리아가 식이섬유를 분해해 생기는 부산물이다. 프리바이오틱스는 미생물의 먹이로 짧은사

슬지방산이 생산되는 대사 물질을 의미한다. [2]

짧은사슬지방산은 항염증의 작용으로 장은 물론, 여러 혜택이 있다. 포도당과 지질 물질대사의 조성, 면역강화, 혈관신생 촉진, 줄기세포 도움으로 인체의 방어체계를 강화한다.

또 마이크로바이옴의 대사물도 건강을 돕는다. 락토바실러스 플란타룸(Lactobacillus plantarum)은 장 줄기세포의 염증을 억제하는 대사산물을 만든다. 대사산물은 장 염증을 가라앉히고, 질병을 치유하는 환경을 조성한다.

김치의 락토바실러스 플란타룸은 인플루엔자 감염 예방의 대사산물을 생성한다. 리그난은 식물성 폴리페놀로 장 마이크로바이옴이 분해하여 엔테로디올(Enterodiol), 엔테로락톤(Enterolacton)을 생성하면 유방암을 억제한다.

또 다른 장 생성의 대사산물로 P-크레졸(P-cresol)과 히푸르산(hippurate)은 스트레스와 불안감을 해소한다. 초콜릿을 먹으면 유전자의 강화 작용이 일어난다. 식이섬유가 많은 음식을 먹으면, 박테리아가 인돌프로피온 산(indolepropionic acid)을 생성하여 제2형 당뇨병을 예방한다.

디설포비브리오(Desulfovibro)는 썩은 달걀 냄새의 황화수소를 만들어 장에서 해로운 작용을 한다. 장 내벽은 음식과 찌꺼기가 밖으로 나가지 못하도록 막혀 있지만, 황화수소는 장 내벽을 파괴한다.

장 내벽의 손상은 새어 나온 음식 입자로 장 염증을 일으키며, 알레르기 반응을 초래하여 대장염을 일으킨다. 염증성 장 질환자의 대변에서 황화수소를 만드는 박테리아의 검출은 일반적인 현상이다.

면역 세균인 아커만시아 뮤시니필라(akkermansia muciniphila)는 마이크로바이옴의 1~3%를 차지한다. 개체는 적지만, 위력은 엄청나게 강하다.[3] 혈액 내 물질대사를 증진하고, 장 염증을 줄이며, 비만을 방지하고 있다.

따라서 마이크로바이옴은 이로운 개체는 늘리고, 해로운 개체를 줄이는 역할이어야 한다. 인체의 장내 환경은 질병 예방과 치료 작용을 할 수 있다. 이것이 새로운 의학 분야로 떠오른 장내 미생물의 생태계, 마이크로바이옴은 자연치유력의 본질이다.

## 면역 음식과 음료

면역체계를 보호하는 방법은 여러 가지가 있다. 운동, 수면, 음식, 스트레스 감소는 건강 유지에 큰 도움이 된다. 특히 먹는 음식으로 면역체계를 보호하고 강화할 수 있다.

음식으로 면역력을 높이면, 노화 지연과 방지에도 도움이 된다. 면역체계는 건강 방어 시스템이다. 독창적인 패턴의 인지 시스템은 바이러스, 박테리아, 기생충으로부터 인체를 보호하고 있다.

면역체계를 활성화하는 음식과 음료는 다양하다. 버섯은 식재료로 많이 사용되고, 면역 활성의 식이섬유는 베타글루칸을 비롯해 생리활성물질이 많다. 버섯은 면역글로불린 A(IgA)와 면역글로불린 G(IgG)의 항체 수준을 증가시킨다.

고추는 다홍색, 노란색, 녹색의 제아산틴, 루테인, 베타카로틴이 많다. 그리고 맵고 열감을 불러일으키는 캡사이신(capsaicin)은 면역체계를 활성화하여 백혈구와 항체를 만드는 B세포의 수를 증가시킨다.

마늘은 요리에 사용되지만, 건강식품으로 더 유명하다. 운동선수나 병사들에게 사용할 만큼 자연 강장제로 많이 사용된다. 아피게닌(apigenin)은 면역에 좋은 생리활성물질로 혈중 면역 T세포와 NK세포를 활성화한다.[1] 특히 면역강화와 질병 감소의 연관성은 잘 알려져 있다.

샐러드로 먹는 브로콜리의 설포라판(sulforaphane)은 면역체계를 활성화한다. 특히 싹에는 설포라판이 브로콜리보다 100배 많다. 브로콜리를 씹으면, 세포벽이 파괴되면서 미로시나아제(myrosinase)가 설포라판으로 전환되어 활성화된다.

정력제로 유명한 참굴은 DNA 보호 효능이 있다. 굴의 면역력은 단백질 펩타이드이다. 화학요법은 비장과 흉선이 많이 손상되지만, 굴 추출물은 면역 보호의 효능이 크다. 조개류와 굴은 면역 활성, 염증 방지, DNA 보호의 기능은 우수하다.

밤, 블랙베리, 호두, 석류는 엘라그산(ellagic acid) 함량이 높다. 혈관신생의 억제 기능은 엘라그산이 종양의 영양 공급을 차단하여 성장을 저지시킨다. 그리고 면역 기능에서 암세포 색출과 파괴 능력도 우수하다. 따라서 암 예방 기능으로 잠재력을 인정받았다.

올리브유는 지중해 식단의 핵심이다. 면역강화의 생리활성물질은 하이드록시티로졸, 오레오칸탈(oleocanthal), 올레산(oleic acid)이다. 폴리페놀 함량이 높은 기름은 염증 방지와 면역강화 작용을 한다.

면역 작용을 하는 음료도 중요하다. 특히 쉽게 구하는 과일이 좋다. 크랜베리 주스는 면역 T세포인 감마-델타 T세포에 이로운 작용을 한다. 장 내벽과 요로에서 점액세포로 병원체에 가장 먼저 대응하고 면역 반응의 신호로 인터페론 감마를 증가시킨다.

블루베리는 골수 수지세포를 증가시켜 염증에 대한 면역 반응을 돕는다. 대사증후군이 있을 때 심혈관질환의 위험이 크다. 강도 높은 운동을 하면, 면역세포 수가 증가했다가 줄어든다. 그러나 블루베리를 먹으면, NK세포가 2배나 증가한다.

전통적으로 감초 뿌리는 한방의학에서 기본으로 사용된다. 이소리퀴리딘 글라브리딘(glabridin)과 18 베타-글리시르레틴산(18 beta-glycyrrhetinic acid)은 천연 감미료로 인슐린 민감성의 혈당을 낮추는 기능을 한다.

글리시리진(glycyrrhizin)은 바이러스 감염에 대한 면역력을 증가시킨다.[2] 후천 면역인 면역 T세포와 B세포를 활성화하고 장 세포 활동을 증가시킨다. 또 다당류의 생리활성 효과도 있다. 인터루킨-7(interlukin-7)은 항암 반응의 촉발 효과는 부작용이 없다는 점에서 유용하다. 특히 화학요법과 같은 표적 항암의 면역 증진 효과는 고무적이다.

여름철 과일로 포도는 DNA 보호 효과가 크다.[3] 안토시아닌, 프로시아닌, 하이드록시신남신(hydrooxycinnamic acid)의 생리활성물질은 조절 T세포에 영향을 미치고, 면역체계 활성화의 비타민 C가 풍부하다.

과일의 천연 음료는 맛과 기호도 좋지만, 기능 측면에서 면역 효과를 지니고 있다. 따라서 인체 건강을 위해 과일을 먹는 것은 면역이 필요한 인류의 현명한 선택이다.

## 자연의 역설, 건강의 변화

현대 약학에서 새로운 약물을 찾을 때 스트레스를 받는 식물과 생물을 찾는다. 인간이 겪는 스트레스와 정반대 작용이다. 생물들은 색깔이 선명하고, 맛있는 분자의 특성으로 다양하게 이용되고 있다.

포도는 스트레스를 받으면 레스베라트롤을 분비한다. 효모는 보통 25회 분열하고 생명 작용이 정지된다. 그러나 라스베라트롤을 먹으면 평균 34회 이상의 분열을 한다. 프랑스 사람들이 버터나 치즈의 포화 지방을 많이 먹지만, 심장병 발병률은 현저히 낮은 것도 이 때문이다.

식물은 생존 방법으로 여러 환경에서 스트레스를 받지만, 생존 기전으로 이종호르메시스(xenohormesis) 물질을 분비한다. 낯선 뜻의 xenos와 가벼운 손상의 스트레스 혜택의 호르메시스(hormesis) 합성어이다.

태양이 강하고 메마른 토양에서 자란 포도는 레스베라트롤을 많이 함유한다. 또 물 부족의 스트레스를 받은 딸기도 피세틴이 많다. 그리고 더위와 추위에 노출된 양상추는 알카로이드 성분이 많다.

이처럼 스트레스를 받은 식물은 인간 건강에 도움이 된다. 역경을 이겨 낸 생존 메커니즘은 인간에게 이롭게 작용한다. 진화 경로에서 인간을 비롯한 생명체에 건강과 질병에 대한 내성을 가지는 요인이 된다.

따라서 인간은 레스베라트롤(resveratrol), 메트포르민(metformin), NAD 이용으로 열량 제한과 운동은 진화 기전에서 수명을 연장할 수 있다. 생물계는 창조와 모방이 어우러진 진화의 역사이다.

인간은 효소 이용으로 화학 반응을 조절하고 있다. 생명 활동에서 그

호모 임무누스, 면역 인류

작용 기전의 이해와 활용은 유전체나 후성 유전자의 작동 패턴 조절로 건강을 유지하는 방법이 된다.

생물 종에서 처음으로 효모 세포에서 노화의 원인을 발견했다. 노화는 DNA 끊김과 유전체의 불안정으로 Sir 2 단백질이 침묵하기 때문이다.[1] 그리고 효모에 Sir 2 유전자 사본을 추가하면, rDNA가 안정되고 수명이 늘어났다.

유전자 불안정은 후성 유전자의 안정과 장수 유전자와 관련이 있다. 즉 효모를 굶주려 유전자가 안전하게 되는 물질은 포도의 레스베라트롤, 딸기의 피세틴(fisetin), 옻나무의 부테인(butane)이다.

메트포르민은 프랑스 라일락을 원료로 당뇨병 치료에 사용되고 있다. 생쥐에게 메트포르민을 일정량을 투여하면, 수명이 6%나 늘어났다. 인간으로 환산하면 5년을 더 사는 기간이다. 또 콜레스테롤 수치를 낮추고, 신체 능력을 높이고, 암 발생을 억제했다.

메트포르민은 열량 제한과 미토콘드리아 대사 제한으로 에너지 전환을 늦추고, AMPK 효소를 활성화한다. AMPK 효소는 낮은 에너지로 미토콘드리아의 기능을 재생하고 복원한다.

따라서 나이가 든 사람을 대상으로 메트포르민을 복용시키면, 심혈관질환, 치매, 암, 노쇠, 우울증을 낮출 수 있다. 또 다른 연구에서 폐암, 췌장암, 유방암 등 암 발생의 억제 효과가 현저하게 나타났다.[2]

NAD는 시트루인(sitruin) 활성으로 질병 과정과 노화 과정에서 핵심 인자로 작용한다. NAD는 시트루인이 부족하면 효율적으로 작동하지 못한다. 히스톤에서 아세틸기를 제거하지 못하고, 유전자 침묵이나 나아가 수명 연장 효과가 나타나지 못한다.

인간은 나이가 들면 뇌, 혈액, 근육, 면역세포, 피부, 췌장, 모세혈관,

상피세포까지 NAD 농도가 줄어든다. 따라서 NAD 수치를 높이는 아보카도, 브로콜리, 양배추는 NMN이 NAD로 전환된다. 동물과 사람이 NMN을 먹으면, 체내 NAD가 25% 이상 증가되었다.[3]

이 결과는 생쥐의 당뇨병 증상을 개선하고, 늙은 생쥐의 미토콘드리아 기능을 복구했다. 다른 연구에서 NMN은 콩팥 손상, 신경 퇴행, 미토콘드리아 기능 저하의 질환을 억제하는 것으로 나타났다.

따라서 인간은 스트레스를 겪은 식물 섭취로 후성 유전체를 강화하면, 질병 예방과 치료의 이중 효과를 거둘 수 있다. 자연 혜택과 인간의 지혜로 면역 기능을 강화하는 것은 그 무엇보다 중요하다.

호모 임무누스, 면역 인류

# 나가는 글

책을 쓰는 동기는 코로나-19가 세계적인 전염병 시대가 되면서 무언가 할 수 있어야 한다는 사명감이었다. 백신에 정신이 나간 세상이 아니었으면 좋겠다고 생각을 했다.

면역 시대에 걸맞게 모두가 면역에 대한 생각을 바꾸면, 인식도 변화시킬 수 있다는 강한 희망이다. 그리고 실천할 수 있어야 한다.

현대 의학의 오만은 모든 것을 지배하는 데 있다. 하지만 할 수 있는 일이 극히 제한적이다. 그러나 인간이 가진 자연치유력은 기묘한 자연 현상이다.

자연 면역으로 자연, 인체, 습관이 이룰 수 있다는 점에서 아주 긍정적이다. 이러한 관점에서 독자에게 하고 싶은 메시지는 딱 세 가지가 있다.

첫 번째, 자연 현상은 변화 상태에 있다는 점이다. 인간, 동식물, 미생물 모두 세상 생명체는 환경에 적응하며 살아가고 있다.

두 번째, 생명 현상은 계속 창조 상태에 있다는 점이다. 보이지는 않지만, 인간은 미생물과 공유를 하고 있다. 유전자 풀은 정크 DNA에서 비암호화 DNA로 바뀐 것도 서로 교류를 하는 증거이다.

세 번째, 질병 현상은 유연하다는 점이다. 흔하게 발생하지만, 치료할 수 있다는 자부심이다. 질병 치유는 긍정의 생각으로 매일 매일 생활습관을 만들면 된다. 이것이 인간이 만드는 뇌 과학, 초강력 에너지, 자연치유력이다.

세상은 아는 것보다 훨씬 복잡하지만, 건강은 단순하다는 점이 우리의 희망이다. 그리고 세 가지 사실에서 통찰력을 얻을 수 있다. 즉 인간은 자연의 섭리를 이해하고 바른 방향으로 나아간다면, 습관 면역으로 모든 것을 극복할 수 있다.

생명 현상은 복잡계이지만, 그것도 자연의 산물이었다. 생물, 전기, 화학, 공학의 절묘한 조화가 기적을 이루고 있다. 불가능해 보이지만, 생명 탄생처럼 인간은 무궁무진한 에너지를 가지고 있다.

또 우주는 무질서로 나아가지만, 질서로 이끄는 자연치유력은 인간의 희망이다. 불가사의지만, 인간 모방의 위대함이다. 인체 과학이 이끄는 위대한 능력에 실천으로 보답해야 한다.

따라서 생활습관을 바꾸는 사고 전환으로 면역의 혜안을 가지자. 자연의 불가사의와 인간 의지가 희망이다. 자연과 인간이 만드는 면역 습관, 자연치유력이 이루는 면역 인류가 되어야 한다.

인류 역사에서 고뇌와 시련은 재창조의 과정이었다. 그리고 자연, 인체, 습관이 만드는 자연 원리는 아주 명료하다. 따라서 자연과 인간이 만드는 단순함으로 면역 인류를 만들어 가자. 이것이 진화이고, 건강 기적이다. 면역 인류로 나아가자.

# 참고문헌

## 시작하는 글

1. G. Rosen, H. E. Sigerist, social historian of medicine. Science, 1957 Sep 20. 126(3273): 551-2.
2. C. R. Darwin, On the Origin of Species, On the Origin of Species by Means of Natural Selection, the Preservation of Favoured Races in the Struggle for Life. John Murray, 1859.

## 1부 자연 면역

### 1장 자연과 면역

#### 자연과 인체 면역

1. Russel Trail, The Hygienic System, Battle Greek, Michigan: The Office of the Health Reformer, 1872.
2. H. N. Shelton, The Hygienic System, Vol. 1, 2, 3. San Antonio, Texas: Dr. Shelton's Health School, 1935.

#### 호르메시스, 자연치유의 힘

1. R. Piana, The Abscopal Effect: A Reemerging Field of Interest, November 25, 2018.

2. E. J. Calabrese and L. A. Baldwin. Defining hormesis. Hum Exp Toxicol 21. 2002. p. 91-97.


생명 에너지, 광합성과 호흡

1. J. P Poirier. Lavoisier. Chemist, Biologist, Economist, Trans R. Balinski. Philadelphia: University of Pennsylvania Press. 1996.
2. R. P. Feynman et al. The Feynman Lectures on Physics. Addison-Wesley. 1964.


죽지 않는 미생물

1. C. Bird. La vieetles tribulations de Gaston Naessens - Le Galilée du microscope, presses de l'université de la Personne Québec. 1990.
2. 츠루미 다카후미. 장 면역력을 높여야 병이 낫는다. 전나무숲. 2020.


인체, 상온 핵융합 에너지

1. C. L. Kervran. Biological transmutations, and their applications in chemistry, physics, biology, ecology, medicine, nutrition, agriculture, geology. 1965.
2. S. Goldfein. Energy Development From Elemental Transmutations In Biological System, U.S. Army Mobility Equipment Research & Development Command Ft. Belvoir VA. Report 2247(May 1978).


의학의 진정한 자세

1. J. Freeman. Dyson Interview. Think Atheist. 2010. 4. 5.
2. J. Riskin. The Restless Clock: A History of the Centuries-Long Argument over What Makes Things Tick. University of Chicago Press. 2016.
3. R. Jabsen et al. A Bayesian Networks Approach for Predicting Protein-Protein

Interactions from Genomic Data. Science 302. p. 449-453.

## 2장 물 면역

**생명의 기원, 물**

1. 남홍길, 리처드 제어. 미세 물방울, 생명 기원의 비밀 푸는 열쇠?. 연합뉴스. 2018. 1. 15. 물, 자연치유.

**물, 자연치유**

1. E. Jéquier, F. Constant. Water as an essential nutrient: the physiological basis of hydration. European Journal of Clinical Nutrition vol 64. p. 115-123. 2010.

2. S. Nicolaidis. Physiology of thirst. Hydration Throughout Life. Montrouge: JohnLibbey Eurotext. Arnaud MJ editor 1998. p. 247.

**인체, 물의 기능**

1. 호리 야스노리. 모든 병은 몸속 정전기가 원인이다. 전나무숲. 2013.

2. H. T. Hammel et al. Temperature regulation by hypothalamic proportional control with an adjustable set point. J Appl Physiol. 18(6). p. 1146-1154. 1963.

**물, 처방하지 않는 약물**

1. T. M. Burke et al. Effects of caffeine on the human circadian clock in vivo and in vitro. Science Translational Medicine. 2015 Sep 16. 7(305).

2. 더 사이언스 타임스. 저칼로리 인공감미료가 인체 대사 교란해 비만 촉진. 2017. 4. 5.

3. H. J. Roberts. Aspartame Disease: An Ignored Epidemic. Sunshine Sentinel Pr

Inc 2001.

4. D. Zhao et al. The motilin agonist erythromycin increases hunger by modulating homeostatic and hedonic brain circuits in healthy women: a randomized, placebo-controlled study. Scientific Reports. 2018 Jan 29. 8(1). 1819.

5. F. Batmanghelidj. 물, 치료의 핵심이다. 물병자리. 2007.

## 좋은 물의 의미

1. J. Benvenist et al. Human basophil degranulation triggered by very dilute antiserum against IgE. Nature. 1988 Jun 30; 333(6176). 816-8.

2. 김현원. 생명의 물 우리 몸을 살린다. 고려원북스. 2004.

3. F. Batmanghelidgj. 물, 치료의 핵심이다. 물병자리. 2007.

## 질병, 탈수 현상

1. F. Batmanghelidgj. Water: For health, For Healing, For Life. 물병자리. 2003.

## 물 치료

1. S. Czerank. Vincent Priessnitz(1799-1851). Intenet Med(Encinitas). 2019 Aug 18(4): 25.

2. S. Kneipp. My Water - Cure. Kessinger Publishing. 2003.

# 3장 산소 면역

## 생명 현상, 산소

1. L. Margulis, D. Bermudes. Symbiosis as a Mechanism of Evolution: Status of Cell Symbiosis Theory. Symbiosis 1(1985). p. 101-124. Balaban.

## 호흡의 의미, 산소와 미토콘드리아

1. N. Lane. Mitocondria. 뿌리와 이파리. 2017.

## 산소, 반응산소 종(ROS)

1. Rhee Sue Goo. H2O2, a necessary evil for Cell signaling. Science. 30 Jun 2006.

2. T. Ozben. Oxidative stress and apoptosis: Impact on cancer therapy. Journal of Pharmaceutical Sciences. Vol 96. Iss 9. 2007.

3. S. G. Rhee et al. Intracellular messenger function of hydrogen peroxide and its regulation by peroxyredoxin. Curr Opin Cell Biol 2005. 17. p. 183-9.

## 산소 자유라디칼과 항산화 작용

1. R. Gerschman et al. Oxygen Poisoning and X-irradiation: A Mechanism in Common. Science 119. 1954.

2. M. K. Shigenaga et al. Urinary 8-hydroxy-2-deoxyguanosin as a biological marker of in vivo oxidative DNA damage. Proceedings National Academy of Sciences USA 86. 1989.

3. S. Quinn. Marie Curie: A Life. Simon & Schuster. 1995.

## 산소 치료

1. O. H. Warburg. On the Origin of Cancer Cells. Science. Vol 123. Iss 3191. 1956. p. 309-314.

2. R. A. Buttar. Know Your Options: CANCER. The Untold Truth. 2010.

3. B. Peskin, A. Hibib. 암 비밀을 밝히다. 푸른솔. 2009.

# 4장 소금 면역

## 바다, 면역의 근원

1. M. Y. Zhou et al. Diversity of both the cultivable protease-producing bacteria and their extracellular proteases in the sediments of the South China sea. Microbial Ecology. 2009 Oct. 58(3). p. 582-590.

2. X. Zhang et al. The sea cucumber genome provides insights into morphological evolution and visceral regeneration. PLoS Biol 15(10). October 12 2017.

3. Y. Zang et al. Growth, metabolism and immune responses to evisceration and the regeneration of viscera in sea cucumber, Apostichopus japonicus. Aquaculture Vol 358-359. 15 August 2012. p. 50-60.

4. A. Y. Esmat et al. Bioactive compounds, antioxidant potential, and hepato protective activity of sea cucumber against thioacetamide intoxication in rats. Nutrition 2013 Jan 29(1). p. 258-267.

5. D. Aminin. Immuno-modulatory Properties of Sea Cucumber Triterpene Glycoside. Marine and Freshwater Toxins. p. 381-401. 2016.

6. T. L. Wargasetia, J. Widodo. Mechanisms of cancer cell killing by sea cucumber derived compounds. Invest New Drugs. 2017. 35(6). p. 820-826.

7. C. Woodward et al. Anti-pancreatic cancer effects of a polar extract from the edible sea cucumber, Cucumaria frondosa. Pancreas. 2010 Jul. 39(5). p. 646-52.

8. R. Pangestutia, Z. Arifina. Medicinal and health benefit effects of functiona sea cucumber. Journal of Traditional and Complementary Medicine. 2018. p. 341-351.

9. J. WuMe. Machanism underlying the effect of polysaccharides in the treatment of type 2 diabetes. Carbohydrate polymers. 2016 June 25. vol 144. p. 474-49.

10. M. S. Maier et al. Two new cytotoxic and virucidal trisulfate triterpeneglycoside from the Antarctic Sea Cucumber Staurocucumis liouvillei. J Nat Prod 2001. 64. 6. p. 732-736.

11. Y. Khotimchenko. Pharmacological Potential of Sea Cucumbers. Int J Mol Sci 2018 May 19(5). p. 1342.

## 소금, 면역물질

1. 최재천. 소금의 재발견. 조선일보. 2015. 3. 10.

2. J. Jantsch et al. Cutaneous Na+ Storage Strengthens the Antimicrobial Barrier Function of the Skin and Boosts Macrophage-Driven Host Defense. Cell Metabolism. Vol 21. Iss 3. p. 493-501. 2015.

3. E. Proksch, E. E. Dermatol. The skin: an indispensable barrier. 2008. Dec. 17(12). 1063-72.

4. Y. Belkaid and J. A. Segre. Dialogue between skin microbiota and immunity. Science. 2014 Nov 21. 346(6212). p. 954-9.

## 소금, 영원한 약품

1. R. T. Hurt et al. Early History of Home Parenteral Nutrition: From Hospital to Home. Review Nutrient Clinic Practice. 2018 Oct. 33(5): 598-613.

2. Harvard Heart Letter. Take it with a grain of salt. November. 2006.

## 바닷물의 역할, 르네 칸톤의 실험

1. 후나세 슌스케, 우츠미 사토루. 수혈의 배신. 성안당. 2015.

2. Rene Canton, L'eau de mer, milieu organique. Paris: Masson et Cie. 1904.

## 저염식, 현대 의학의 저의

1. G. R. Meneely et al. chronic sodium chloride toxicity in the albiono rat. J Exp Med 1953 Jul 1; 98(1). p. 71-80.

2. H. Lelong et al. Relationship Between Nutrition and Blood Pressure: A Cross-Sectional Analysis from the Nutrient Net-Santé Study, a French Web-based Cohort Study. American Journal of Hypertension. Vol 28. Iss 3. 2015. p. 362-371.

3. 나우뉴스. 고혈압 주범, 소금 아닌 설탕이다. 2014. 9. 14.

## 소금 치료

1. WHO. 항생제 내성 억제를 위한 5가지 규칙. 더 사이언스 타임스. 2019. 5. 20.

2. Y. Cetinkaya et al. Vancomycin-Resistant Enterococci. Clinic Microbiol Rev 2000 Oct 13(4). 686-707.

3. 아보 도오루. 체온 면역학. 중앙생활사. 2015.

# 5장 햇볕 면역

## 햇볕, 생체리듬

1. R. Zhang et al. A circadian gene expression atlas in mammals: Implications for biology and medicine. PNAS. November 11 2014 111(45). p. 16219-16224.

2. L. Gedde. Chasing The Sun. 해리북스. p. 230. 2020.

3. F. Levi et al. Circadian rhythm in tolerance of mice for the new anthracycline analog 4-O-tetrahydropyranyl-adriamycin(THP). Eur J Cancer Clinic Oncol 1985. Oct; 21(10): 1245-51.

4. F. Lévi et al. Chemotherapy of advanced ovarian cancer with 4'-O-tetrahydropyranyl doxorubicin and cisplatin: a randomized phase II trial with an evaluation of circadian timing and dose intensit. J Clin Oncol 1990 Apr. 8(4). p. 705-14.

5. S. Giacchetti et al. Sex moderates circadian chemotherapy effects on survival of patients with metastatic colorectal cancer: a metaanalysis. Ann. Oncology. 2012. Dec; 23(12). p. 3110-3116.

## 햇볕 기능과 건강

1. A. Tarocco et al. Melatonin as a master regulator of cell death and inflammation: molecular mechanisms and clinical implications for newborn care. Cell Death and Disease vol 10. 2019.

## 햇볕의 비타민 D 합성

1. C. F. Garland and F. C. Garland. Do sunlight and vitamin D reduce the likelihood of colon cancer? Int J Epidemiol 1980 Sep 9(3). p. 227-231.

2. G. R. Campbell and S. A. Spector. Hormonally active vitamin D3(1 alpha, 25-dihydroxychole calciferol) triggers autophagy in human macrophages that inhibits HIV-1 infection. J Biol Chem 2011 May 27; 286(21) p. 18890-902.

3. M. J. Glade. Vitamin D: health panacea or false prophet? Nutrition. 2013. Jan; 29(1): 37-41.

4. H. Y. Park et al. Association of Serum 25-Hydroxy vitamin D Levels with Markers for Metabolic Syndrome in the Elderly: A Repeated Measure Analysis, J Korean Med Sci 2012 Jun; 27(6): 653-660.

5. S. Simpson Jr et al. Latitude is significantly associated with the prevalence of multiple sclerosis: a meta analysis. Journal Neurol Neurosurg Psychiatry 2011 Oct

82(10). p. 1132-1141.

## 햇볕의 혈압 조절

1. R. B. Weller et al. Does Incident Solar Ultraviolet Radiation Lower Blood Pressure? Journal of the American Heart Association. 2020.

2. R. B. Weller et al. UVA irradiation of human skin vasodilate arterial vasculatur and lowers blood pressure independently of nitric-oxide synthase. Journal Invest Dermatology. 2014 Jul 134(7). 1839-1846.

3. P. G. Lindqvist et al. Avoidance of sun exposure as a risk factor for major causes of death: a competing risk analysis of the Melanoma in Southern Sweden cohort. Journal Internal Medicine. 2016 Oct 280(4). p. 375-387.

## 햇볕의 근시 치료

1. I. G. Morgan et al. Outdoor Activity Reduces the Prevalence of Myopia Children. Ophthalmology. Vol 11. Iss 8. p. 1279-1285. Aug 01. 2008.

2. I. G. Morgan et al. Effect of Time Spent Outdoors at School on the Development of Myopia Among Children in China: A Randomized Clinical Trial. JAMA. 2015. Sep 15; 314(11): 1142-8.

## 햇볕 치료

1. Richard Hobday. The Healing Sun: Sunlight and Health in the 21st Century. Forres. Scotland: Findhorn Press. 2000. p. 178.

2. Florence Nightingale. Notes on Nursing. Cosimo. Inc. 2007.

3. A. Downes and T. P. Blunt. On the influence of light upon protoplasm. 01 January 1879.

4. K. I. Moller et al. How Finsen's light cured lupus vulgaris. Photodermatology Photoimmunology and Photomedicine 21(3). p. 118-124. 2005.

5. P. Jarrett and R. Scragg. A short history of phototherapy, vitamin D and skin disease. Photochemical and Photobiological. Sciences vol 3. 2017.

## 2부 인체 면역

## 6장 인체 환경

### 인체의 자연치유력

1. E. Bianconi et al. An estimation of the number of cells in the human body. Annal of Human Biology. 2013. 6(40). p. 461-471.

2. J. Serge. The Clinical Evidence of Cellular Respiration to Target Cancer.

3. O. H. Warburg. The Prime Cause and Prevention of Cancer. lecture at the meeting of the Nobel-Laureates on June 30. 1966. Lake Constance Germany.

### 자연 현상, 인체의 구조

1. B. Mandelbrot. How Long Is the Coast of Britain? Statistical Self-Similarity and Fractional Dimension. Science. 05 May 1967: Vol 156. Iss 3775. p. 636-638.

2. F. Roy. Deterministic Chaos in the Cardiac System. Occams Razor Vol 6. 7.

### 생명 현상, 항상성

1. W. B. Cannon. Organization For Physiological Homeostasis. Physiol Rev 9. 1929. 399-431.

2. E. N. Marieb, K. Hoehn. Human Anatomy & Physiology(Ninth Edition). Boston Columbus Indianapolis. Pearson. 2009.

3. E. A. Mayer. Gut feelings: the emerging biology of gut-brain communication. Nat Rev Neurosci 13 12(8). 2011.

### 항상성의 불균형, 질병

1. J. M. Black and E. M. Jacobs. Luckmann and Sorensen's Medical-Surgical Nursing: A Psychophysiologic Approach. Great Time Books. 1993.

2. T. D. Dubose Jr. Acidosis and Alkalosis. Harrison's Principles of Internal Medicine. 20e.

### 자연치유력, 면역 기능

1. H. Diamond. 자연치유 불변의 법칙. 사이몬북스. 2020.

2. M. Li et al. Arterial blood gas and acid-base balance in patients with pregnancy induced hypertension syndrome. Exp Ther Med 17(1). p. 349-353. 2019.

## 7장 인체 면역

### 면역, 인체 방어 시스템

1. A. Fleming. On a remarkable bacteriolytic element found in tissues and secretion. Proc Roy Soc Ser B vol 93. p. 306-317. 1922.

2. G. Beck and G. S. Habitat. Immunity and the Invertebrates. Scientific American. 275(5). p. 60-66. 1996.

3. C. A. Janeway et al. Immunobiology, The Immune System in Health and Disease. New York: Garland Science. 2001.

### 선천 면역, 호중구

1. E. Maverakis et al. Glycans in the immune system and The Altered Glycan Theory of Autoimmunity: a critical review. Journal of Autoimmunity 57(6). 1-13. 2015.

2. V. Brinkmann and A. Zychlinsky. Neutrophil extracellular Traps: Is immunity the second function of chromatin? Journal of Cell Biology 198(5). p. 773-783. 2012.


### 통증 작용, 마이크로글리아

1. Q. Li and B. A. Barres. Microglia and macrophages in brain homeostasis and disease. Nature Review Immunology volume 18. p. 225-242. 2018.

2. Gary Kaplan and Donna Beech. 왜 이유 없이 계속 아플까. 더난출판. 2015.

3. Guido Stoll, Sebastian Jander, Microglia. Encyclopedia of the Human Brain. 2002. p. 29-41.


### 면역, 신호전달물질

1. K. Chen et al. Nitric Oxide in the Vasculature: Where Does It Come From and Where Does It Go? A Quantitative Perspective. Antioxidants & Redox Signaling 10(7): 1185-1198.

2. K. Richter et al. The Heat Shock Response: Life on the Verge of Death. Molecular Cell. Vol 40 Iss 2. 22 October 2010. p. 253-266.

3. E. Ricciotti, G. A. FitzGerald. Prostaglandins and Inflammation. Arterioscler Thromb Vasc Biol 2011 May 31(5). p. 986-1000.

4. R. Zhang et al. Role of the complement system in the tumor micro-environment. Cancer Cell International vol 19. 2019.

## 인체의 면역기전

1. W. M. Nauseef. Myeloperoxidase in human neutrophil host defence. Cell Microbiology 2014 Aug 6(8). 1146-55.

2. C. C. Winterbourn and A. J. Kettle. Redox reaction and microbial killing in the neutrophil phagosome. Antioxid Redox Signal 2013 Feb 20 18(6). p. 642-660.

3. E. L. Thomas. Myeloperoxidase Hydrogen Peroxide-Chloride Antimicrobia System: Effect of Exogenous Amine on Antibacterial Action Against E. coli. Infect Immunity. 1979 Jul 25(1). 110-116.

4. C. Kohchi et al. ROS and innate immunity. Anticancer Res. 2009 Mar. 29(3): 817-21.

5. J. Jantsch et al. Cutaneous Na+ storage strengthens the antimicrobial barrier function of the skin and boosts macrophage-driven host defense. Cell Metab. 2015 Mar 3 21(3). p. 493-501.

6. R. Willebrand, M. Kleinewietfeld. The role of salt for immune cell function and disease. Immunology 154. p. 346-353. 2018.

## 면역 시스템, 비타민 C가 필요하다

1. T. J. Key et al. Dietary habits and mortality in 11,000 vegetarians and health conscious people: results of a 17 year follow up. 1996 Sep 28. 313. p. 775-9.

2. K. T. Khaw et al. Relation between plasma ascorbic acid and mortality in men and women in EPIC-Norfolk prospective study: a prospective population study. The Lancet. Vol 357 Iss 9257. 2001. P. 657-663.

3. B. Halliwell, J. M. C. Gutteridge. Free Radicals in Biology and Medicine. Oxford University Press. 2015.

4. M. Levine et al. Vitamin C pharmacokinetics in healthy volunteers: evidence for a

recommended dietary allowance. PNAS. April 16 1996 93(8). 3704-3709.

## 비타민 C, 산소 자유라디칼

1. I. Stone. Hypoascorbemia, the Genetic Disease Causing the Human Requirement for Exogenous ascorbic acid. Perspectives in Biology and Medicine Vol 10 Number1. 1966. p. 133-134.

2. F. R. Klenner. The Pioneering Work of Frederick Robert Klenner. MD. J Orthomolecular Med Vol 22. No 1. p. 31-38.

3. Q. Chen et al. Pharmacologic dose of ascorbate act as prooxidant and decrease growth of aggressive tumor xenografts in mice, Proc Natl Acad Sci USA 2008 Aug 12 105(32). 11105-11109.

4. 한겨레. 비타민 C 암세포 증식억제 사멸유도 효과 규명. 2008. 5. 25.

5. W. J. McCormick. Cancer: the preconditioning factor inpathogenesis; a new etiologic approach. Arch Pediatr71. p. 313-322. 1954.

6. E. Cameron, D. Rotman. Ascorbic acid, cell proliferation, and cancer. Lancet 1. p. 542. 1972.

7. E. Cameron and A. Campbell. The orthomolecular treatment of cancer. II. Clinical trial of high-dose ascorbic acid supple mentsin advanced human cancer. Chem Biology Interact 9. p. 285-315. 1974.

8. Q. Chen et al. Pharmacological ascorbic acid concentrations selectively kill cancer cells: action as a pro-drug to deliver hydrogen peroxide to tissues. Proceedings of the National Academy of Sciences of USA. 102. p. 13604-13609. 2005.

# 8장 자율신경

## 인체, 자율신경과 호르몬

1. J. N. Langley. Autonomic nervous system. Cambridge. 1921.

2. C. Sternini. Organization of the peripheral nervous system: autonomic and sensory ganglia. Journal Investig Dermatol Symp Proc 1997 Aug 2(1). 1-7.


## 장 건강, 자율신경

1. M. Gershon. The Second Brain: A Ground breaking New Understanding Of Nervous Disorders Of The Stomach And Intestine. 1999.

2. J. B. Furness. Enteri nervous system. Scholarpedia 2(10). 4064. 2007.

3. 아보 도오루. 면역 혁명의 놀라운 비밀. 중앙생활사. 2019.


## 에너지 대사와 질병

1. P. G. Falkowski et al. The rise of oxygen over the past 205 million years and the evolution of large placental mammals. 2005. Science 30. p. 2202-2204.

2. N. Lane. Hot mitochondria? PLoS Biology 2018 Jan 16(1).

3. K. F. Petersen et al. Mitochondrial dysfunction in the elderly: possible role in insulin resistance. Science 300. p. 1140-1142. 2003.


## 저체온의 생활습관

1. B. Heinrich. Why have some animals evolved to regulate a high body temperature? Am Nat 111. p. 623-640. 1977.

2. C. L. Tan and Z. A. Knight. Regulation of Body Temperature by the Nervous System Neuron 98(1). 31-48. 2018.

3. D. Gelb. Hypothermia. Encyclopedia of the Neurological Sciences. 2014.

## 자연치유, 자율신경

1. R. J. Nelson. Hormones and Behavior: Basic Concepts. Encyclopedia of Animal Behavior. 2010.

2. J. A. Waxenbaum et al. Anatomy, Autonomic Nervous System. Stat Pearls. 2020.

## 건강과 호르몬

1. D. Gnocchi1dkslaaus, G. Bruscalup. Circadian Rhythms and Hormonal Homeostasis: Pathophysiological Implications Biology(Basel). 2017 Mar. 6(1): 10.

2. R. J. Nelson. Hormones and Behavior: Basic Concepts. Encyclopedia of Animal Behavior. 2010.

# 9장 장내 미생물의 환경

## 마이크로바이옴(microbiome)

1. I. Gordo. Evolutionary change in the human gut microbiome: From a static to a dynamic view. PLoS Biology 17(2). e3000126. 2019.

2. F. Baqueroand and C. Nombela. The microbiome as a human organ. Clin Microbiol Infect. 2012. 18 Supplument 4. 2-4.

## 장내 미생물, 면역 기능

1. International Human Genome Sequencing Consortium. Finishing the

euchromatic sequence of the human genome. Nature. 2004 Oct 21; 431(7011): 931-45.

2. E. V. Nood et al. Duodenal Infusion of Donor Feces for Recurrent Clostridium difficile. New England Journal of Medicine 368. p. 407-415. 2013.

3. M. N. Qurashi et al. Systematic review with meta-analysis: the efficacy of faecal microbe transplantation for the treatment of recurrent and refractory Clostrdium difficile infection. Aliment Pharmacology Therapy 46(5). p. 479-493. 2017.

## 마이크로바이옴과 질병

1. P. J. Turnbaugh. Diet should be a tool for researchers, not a treatment. nature. OUTLOOK. 2020.

2. A. E. Slingerland et al. Clinical Evidence for the Microbiome in Inflammatory Diseases 2017. Front Immunology.

3. C. L. Karlsson et al. The microbiota of the gut in preschool children with normal and excessive body weight. Obesity 2012. 20. 2257-2261.

## 음식, 장내 미생물의 다양성

1. L. Zhao et al. Gut bacteria selectively promoted by dietary fibers alleviate type 2 diabetes. Science. Vol 359. Iss 6380. 1151-1156. 2018.

2. L. Zhao. The gut microbiota and obesity: From correlation to causality. Nat Rev Microbiology 11. p. 639-647. 2013.

3. C. L. Karlsson et al. The microbiota of the gut in preschool children with normal and excessive body weight. Obesity 2012. 20. 2257-2261.

인체 환경, 신바이오틱스(synbiotics)

1. K. R. Pandey et al. Probiotics, prebiotics and synbiotics- a review. Journal Food Science Technology. 2015 Dec; 52(12) p. 7577-7587.

2. J. Sonnenburg and E. Sonnenburg. The Good Gut: Taking Control of Your Weight, Your Mood and Your Long-Term Health. Penguin Books. 2015.

## 10장 유전자의 환경

유전자(DNA) 변화

1. L. E. Kelly et al. More Codeine fatalities after Tonsillectomy in North American childen. Pediatrics 129: e1343-1347. 2012.

2. B. M. Kueh. FDA: No codeine after tonsillectomy for children. Journal of the American Medical Association 309. p. 1100. 2013.

3. P. Suren et al. Association between maternal use of folic acid supplements and risk of autism spectrum disorders in children. The journal of the American Medical Association 309. p. 570-577. 2013.

유전자, 진화의 원동력

1. S. Fan et al. Going global by adapting local: A review of recent human adaptation. Science 2016 Oct 7. 354(6308). 54-59.

유전자가 변하다, 세포 가역성

1. 약업신문. 암의 비밀을 밝힌다. 2010. 1. 21.

2. O. H. Warburg. On the Origin of Cancer Cells. Science. Vol 123. Iss 3191. 1956. p. 309-314.

3. 정종경. 항암 기능 생체 단백질, AMPK 효과 규명. 한국경제. 2007. 5. 8.

## 인간 유전자, 바이러스와 공생

1. J. F. Hughes and J. M. Coffin. Human endogenous retrovirus K solo - LTR formation and insertional polymorphism: Implications for human and viral evolution. PNAS 2004 101(6). p. 1668-1672.

2. S. E. Luria and M. L. Human. A nonhereditary, host-induced variation of bacterial viruses. Journal Bacteriology. 1952 Oct 64(4). 557-569.

## 유전자, 공생의 흔적

1. 동아사이언스. 2만 년 전에도 한반도에 코로나가 왔었다고?. 2021. 6. 25.

## 세포, 마스터 유전자

1. M. J. Evans and M. H. Kaufman. Establishment in culture of pluripotential stem cells from mouse embryos. Nature. 1981 Jul 9. 292(5819). p. 154-156.

2. J. A. Thomson et al. Embryonic Stem Cell Lines Derived from Human Blastocysts. Science. 1998: Vol 282. Issue 5391. p. 1145-1147.

3. K. Takahashi and S. Yamanaka. Induction of pluripotent Stem Cells from Mouse Embryonic and Adult Fibroblast Cultures by Defined Factors. 2006. Cell. 126(4): p. 663-76.

4. A. Weisman. Germ-Plasm, a theory of heredity. 1893.

# 3부 습관 면역

## 11장 습관과 면역

### 세포 습관, 면역

1. J. C. Venter et al. The Sequence of the Human Genome. Science 16 Feb 2001: 291. Issue 5507. p. 1304-1351.

2. S. A. Tabish. Lifestyle Disease: Consequences, Characteristics, Causes and Control. Journal Cardiology Current Research 9(3). 2017.

3. WHO. Noncommunicable disease. 2017.

### 생활습관, 유전자 변화

1. 신야 히로미. 병 안 걸리고 사는 법 2. 도서출판 아이소. 2020.

2. R. S. 멘델존. 나는 현대 의학을 믿지 않는다. 문예 출판사. 2000.

### 편리한 생활습관, 질병

1. A. G. Walton. How Health and Lifestyle Choices Can Change Your Genetic Make-Up. The Atlantic. 2011. 11. 7.

2. J. A. Alegría et al. Epigenetics and lifestyle. epigenomics. 2011 Jun 3(3). p. 267-277.

### 해독 습관, 질병 치유

1. 오카다 이코. 기적의 혈액 건강법. 평단. 2007.

2. Rashid Buttar. The 9 Steps to Keep the Doctor Away. kindle edition. 2010.

## 스트레스, 인체의 적응

1. M. R. Salleh. Life Event, Stress and Illness. Malays J Med Sci 2008 Oct. 15(4). 9-18.

2. H. Selyes. The stress of life. New York: McGraw Hill. 1956.

3. B. Azar. Probing links between stress and cancer. APA Monitor Online. 1999; 30: 1-4.

## 긍정적인 생각, 자연치유력

1. A. Shimon et al. Endogenous opioid ligands may mediate stress-induced changes in the affective properties of pain related behavior in rats. Life Sciences. Vol 23. Issue 11. 18 September 1978. p. 1143-1151.

2. B. L. Fredrickson. The role of positive emotions in positive psychology. The broaden-and-build theory of positive emotions. Am Psychol 2001. 56(3). p. 218-26.

3. 아리 히데오. 세로토닌 뇌 활성법. 전나무숲. 2016.

# 12장 운동 습관

## 운동의 기능, 건강

1. K. H. Cooper. Aerobics. Lippincott Philadelphia.

## 뇌세포의 기억력, 운동

1. G. A. Miller. The magical number seven, plus or minus two: some limits on our capacity for processing information. Psychological Review 63. p. 81-97. 2010.

2. T. Hartley et al. Space in the brain: how the hippocampal formation supports

spatial cognition. Philos Trans R Soc Lond B Biol Sci 36. p. 201-205. 2014.

3. J. Altman and G. D. Das. autiradiograpic and histological evidence of postnatal hippocampal neurogenesis in rats. J Comp Neurol 124. 1965. p. 319-335.

4. N. A. Bisshop et al. Neural Mechanisms of ageing and cognitive decline. Nature 464. 2010. p. 529-535.

5. V. H. Praag et al. Running increases cell proliferation and neurogenesis in the adult mouse dental gurus. Nature Neuroscience 2. p. 266-270. 1999.

## 운동 습관이 필요한 이유

1. D. B. Agus. The End and of Illness. 청림 life.

2. E. G. Artero et al. Longitudinal Algorithms to Estimate Cardiore-spiratory Fitness: Associations With Nonfatal Cardiovascular Disease and Disease Specific Mortality, Journal of the American College of Cardiology. Vol 63 Iss 21. 3 June 2014. p. 2289-2296.

## 운동과 행복감 지수

1. F. Chaouloff. Physical exercise and brain monoamines: a review. Acta Physiol Scand 137. p. 1-13. 1989.

2. R. O. Costa et al. The Treadmill Exercise Protects against dopaminergic Neuron Loss and Brain Oxidative Stress in parkinsonian Rats. Oxidative Medicine and Cellular Longevity. 2017.

3. T. Paillard et al. Protective Effects of Physical Exercise in Alzheimer's Disease and Parkinson's Disease: A Narrative Review. J Clin Neuroogyl 11. p. 212-219. 015.

## 인체 프레임, 운동

1. M. M. Robinson et al. Enhanced Protein Translation Underlines Improved Metaboli and Physical Adaptations to Different Exercise Training Modes in Young and Old Humans, Cell Metabolism. Vol 25 Iss 37. March 2017. p. 581-592.

2. Mayo Clinic. Exercise Intensity: How to Measure It. June 12. 2018.

3. G. Zhang et al. Hypothalamic Programming of Systemic Aging Involving IKK-β /NF-χB and GnRH. Nature 2013 May 9 497(7448). p. 211-216.

## 운동과 면역 기능

1. M. J. Gawel et al. Exercise and hormonal secretion. Postgrad Medicine Journal. 1979 Jun; 55(644). p. 373-376.

2. D. C. Nieman et al. The compelling link between physical activity and the body's defense system. Journal of Sport and Health Science. Vol 8 Iss 3. 2019. p. 201-217.

# 13장 수면 습관

## 생체리듬과 수면

1. N. Schau. The fundamental neural mechanisms of electroencephalography. Electroencephalography and clinical Neurophysiology. 1998. 106. p. 101-107.

2. L. H. Haasl. electroencephalography. Journal of Neurology, Neurosurgery & Psychiatry 74. p. 9. 2003.

## 운동과 수면의 상관관계

1. F. Baekeland, R. Lasky. Exercise and sleep patterns in college athletes. Percept

Mot Skills. 1966 Dec 23(3). 1203-1207.

2. D. McGinty, R. Szymusiak. Keeping cool: a hypothesis about the mechanisms
   and functions of slow-wave sleep. Trends Neuroscience. 1990 Dec 13(12). p.
   480-487.

3. B. K. Pedersen and B. Saltin. Exercise as medicine - evidence for prescribing
   exercise as therapy in 26 different chronic disease. Scandinavian Journal of
   Medicine & Science. Vol 25 Iss S3. 2015.

## 수면 습관과 호르몬

1. G. H. Son et al. Biological Rhythms and Neuroendocrine Systems. Endocrinology
   Metab 25(4). p. 249-257. December 2010.

2. D. Aeschbach et al. A Longer Biological Night in Long Sleepers Than in Short
   Sleepers. J Clin Endocrinol Metab 2003. 88. p. 26-30.

3. S. A. Rivkees. Time to Wake-Up to the Individual Variation in Sleep Needs. The
   Journal of Clinical Endocrinology & Metabolism, Volume 88. Issue 1. 1 January
   2003. p. 24-25.

## 수면 습관과 생존 환경

1. L. Hyunah et al. Human Circadian Rhythms. Sleep Medicine and Psychophysiology.
   Vol 2. Iss 2. p. 51-60. 2014.

2. S. Taheri et al. Short Sleep Duration Is Associated with Reduced Leptin, Elevated
   Ghrelin, and Increased Body Mass Index. PLoS Medicine. 2004 Dec 1(3). e62.

3. Frank Cuoco, Michael R. Gold. Cardiac Electrophysuology(7th Edition). 2018.
   p. 1168-1172.

4. M. D. Breed. Conceptual Breakthroughs in Ethology and Animal Behavior.

2017. p. 15-16.

**생활습관병과 수면의 관계**

1. M. Pohanka. Impact of melatonin on immunity: a review. Central European Journal of Medicine vol 8. p. 369-376. 2013.

2. R. Leproult and E. V. Cauter. Role of Sleep and Sleep Loss in Hormonal Release and Metabolism. Endocrinology. Dev 2010. 17 p. 11-21.

3. R. Shibata and T. Murohara. Sleep disorder and lifestyle-related disease. Nihon Rinsho. 2015 Jun 73(6). p. 1046-1048.

# 14장 음식 습관

**음식과 줄기세포**

1. M. Madigan, R. Atoui. Therapeutic Use of Stem Cells for Myocardial Infarction. Bioengineering(Basel). 2018. Jun 5(2). 28.

2. M. M. Micheu and M. Dorobantu. Fifteen years of bone marrow mononuclear cell therapy in acute myocardial infarction. World Journal Stem Cells. 2017 Apr 269(4). 68-76.

3. S. Li et al. Chlorogenic acid protects MSCs against oxidative stress by altering FOXO family genes and activating intrinsic pathway. European Journal of Pharmacolog. Vol 674 Iss 2-3. 15 January 2012. p. 65-72.

4. M. Yousefi et al. Calorie Restriction Governs Intestinal Epithelial Regeneration through Cell-Autonomous Regulation of m TORC1 in Reserve Stem Cells. Stem Cell Reports. 2018 Mar 13 10(3). p. 703-711.

## 음식과 마이크로바이옴

1. S. Carding et al. Dysbiosis of the gut microbiota in disease. Microb Ecology Health Dis 2015. p. 26.

2. A. Reyes et al. Viruse in the faecal microbiota of monozygotic twins and their mothers. Nature 2010. 466. p. 334-8.

3. D. Reuben. Everything you always wanted to know about nutrition. New York: Avon. 1979.

4. H. Diamond. 자연치유, 불변의 법칙. 사이몬북스. 2020.

## 건강은 선택, 우연이 아니다

1. F. M. Pottenger Jr. The effect of heat-processed foods and metabolized vitamin D milk on the 32. p. 467-85.

2. A. Wigmore. Be Your Own Doctor: A Positive Guide to Natural Living. Avery Publishing Group Inc. 1973.

3. R. S. Mendelsohn. Confessions of a Medical Heretic. NewYouk: Warner Books. 1980.

## 음식 효과, 효소 식이

1. 케이 미즈모리. 은폐된 과학의 불편한 진실. 로코코북. 2010.

2. 신야 히로미. 병 안 걸리고 사는 법. 아이소. 2020.

3. E. Howell. Enzyme Nutrition. Avery Pub Group. 1985.

## 생식, 유전자를 바꾸다

1. L. T. MacNeil et al. Diet-induced developmental acceleration independent of TOR and insulin in C. elegans. Cell 2013 Mar 28. 153(1). p. 240-252.

2. R. A. Waterland and R. L. Jirtle. Transposable Elements: Targets for Early Nutritional Effects on epigenetic Gene Regulation. Molecular and Cellular Biollogy. 2003 Aug 23(15). p. 5293-5300.

3. L. K. Heilbronn and E. Ravussin. Calorie restriction and aging: review of the literature and implications for studies in humans. The American Journal of Clinical Nutrition. Vol 78 Iss 3. 2003. Sep 78(3). p. 361-369.

## 단식의 혜택

1. S. Antonaci et al. Phagocyte dysfunctions in malnourished elderly humans: Effects of in vitro nutrient supplementation. Nutrition Research. Vol 11. Iss 8. August 1991. p. 875-884.

2. A. L. Mindikoglu et al. Intermittent fasting from dawn to sunset for 30 consecutive days is associated with anticancer proteomics signature and up-regulates key regulatory proteins of glucose and lipid metabolism, circadian clock, DNA repair, cytoskelet remodeling, immune system and cognitive function in healthy subjects. Journal of Proteomics Vol 217. 15 April 2020.

# 15장 면역 습관

## 면역, 습관의 알고리즘

1. Gallup. Evolution. Creationism, Intelligent Design. IN DEPTH: TOPICS A TO Z. 2014.

2. D. Kahneman. Thinking, Fast and Slow. New York: Farrar. Straus and Giroux. 2011.

3. J. Gregg. Are Dolphins Really Smart?: The mammal behind the myth. Oxford

University Press. 2013. p. 81-87.

4. K. D. Broad et al. Mother-infant bonding and the evolution of mammalian social relationships. Philos Trans R Soc Lond B Biol Sci 2006 29. 361(1476). p. 2199-2214.

5. J. H. Barkow et al. The Adapted Mind: Evolutionary Psychology and the Generation of Culture. Oxford University Press. 1995.


## 건강, 습관 효과

1. R. S. Lazarus. From psychological stress to the emotions: A history of changing outlooks. Annual Review of Psychology 1993. 44. p. 1-21.

2. M. P. Bennett et al. The effect of mirthful laughter on stress and natural killer cell activity. Altern T Health Med. Mar-Apr 2003 9(2). p. 38-45.

3. Jong Eun Yim. Therapeutic Benefits of Laughter in Mental Health: A Theoretical Review. Tohoku J Exp Med. 2016 Jul 239(3). p. 243-249.


## 긍정의 효과, 플라세보 효과

1. P. F. Verhaak. Somatic disease and psychological disorder. Journal of Psychosomatic Research Vol 42. Iss 3. March 1997. p. 261-273.

2. Z. Panagiotis and D. D. Mitsikostas. Nocebo Responses in Brain Disease: A Systematic Review of the Current Literature. Int Rev Neurobiology 2018. 139. p. 443-462.

3. T. J. Kaptchuk et al. Altered Placebo and Drug Labeling Changes the Outcome of Episodic Migraine Attacks. Science Translational Medicine 08 Jan 2014 Vol 6. Iss 218. p. 218.

### 자기 암시와 명상

1. F. Stetter, S. Kupper. Autogenic Training: A Meta-Analysis of Clinical Outcome Studies. Applied Psychophysiology and Biofeedback. 27(1). p. 45-98. 2002.

2. Mayo Clinic Staff. Meditation: A simple, fast way to reduce stress. Mayo Clinic Handbook for Happiness. 2020.

### 자연치유력, 생활습관 만들기

1. S. N. Young. How to increase serotonin in the human brain without drugs. Journal Psychiatry Neuroscience. 2007 Nov; 32(6): 394-399.

2. G. W. Lambert et al. Effect of sunlight and season on serotonin turnover in the brain. Lancet. 2002 Dec 7; 360(9348): 1840-2.

### 의학적 음식 습관

1. 콜린 캠벨, 토마스 캠벨. 식습관, 질병에 대항하는 가장 강력한 무기다. 열린과학. 2010.

2. W. W. Li. 먹어서 병을 이기는 법. 흐름 출판. 2020.

### 음식을 씹는 저작의 과학

1. Y. Ito. Parotin: a salivary gland hormone. Annals of the New York Academy of Sciences. 1960 Mar 29; 85: p. 228-312.

2. 오카다 이코. 기적의 혈액 건강법. 평단문화사. 2007.

### 면역 식단, 효소 식이

1. M. Losada and D. I. Arnon. Enzyme Systems in Photosynthesis. Modern Methods of Plant Analysis. p. 569-615.

2. Edward Howell, Enzyme Nutrition: The Food Enzyme Concept. Penguin. 1985.

3. 신야 히로미. 병 안 걸리고 사는 법. 아이소. 2009.


## 면역의 마이크로바이옴

1. J. E. Wilkinson et al. A framework for microbiome science in public health. Nature Medicine. 2021 Apr 5.

2. P. M. Kopeć, K. Śliżewska. The Effect of Probiotics on the Production of Short-Chain Fatty Acids by Human Intestinal Microbiome. Nutrients. 2020 Apr; 12(4): 1107.

3. W. W. Li. 먹어서 병을 이기는 법. 흐름출판. 2020.


## 면역 음식과 음료

1. S. K. Jaziri et al. Flavonos induce immuno-modulatory and anti-inflammatory effects by activating cellular anti-oxidant activity: a structure-activity relationship study. Tumour Biology 2016 May 37(5). p. 6571-6569.

2. H. Soufy et al. Antiviral and Immune Stimulant Activities of Glycyrrhizin Against Duck Hepatitis Virus. Afr J Tradit Complement Altern Med. 2012 9(3). p. 389-395.

3. C. A. Rowe et al. Regular Consumption of Concord Grape Juice Benefits Human Immunity. Journal of Medicinal Food. Vol 14. No. 1-2.


## 자연의 역설, 건강의 변화

1. B. K. Kennedy et al. Redistribution of silencing proteins from telomeres to the nucleolus is associated with extension of life span in S. cerevisiae. Cell. 1997 May 2. 89(3) p. 381-91.

2. J. M. Campbell et al. Metformin reduces all-cause mortality and diseases of ageing independent of its effect on diabetes control: A systematic review and metaanalysis. Ageing Res Rev. 2017. Nov. 40: 31-44.

3. L Rajman et al. Therapeutic Potential of NAD-Boosting Molecules: The In Vivo Evidence. Cell Metab 2018 Mar 627(3). p. 529-547.

# 호모 임무누스,
# 면역 인류

ⓒ 남승재, 2021

초판 1쇄 발행 2021년 11월 29일

지은이    남승재
펴낸이    이기봉
편집      좋은땅 편집팀
펴낸곳    도서출판 좋은땅
주소      서울특별시 마포구 양화로12길 26 지월드빌딩 (서교동 395-7)
전화      02)374-8616~7
팩스      02)374-8614
이메일    gworldbook@naver.com
홈페이지  www.g-world.co.kr

ISBN   979-11-388-0436-3 (03510)